疫病は警告する＊目次

第三章 幻の薬・グアヤックを求めて……梅毒 051

第四章 征服者たちの秘密兵器……天然痘 067

第五章 伝説のプラントハンター……マラリア 085

第八章 野口英世事故死説……黄熱 137

序章
SARS流行と疫病の魔力

二〇〇三年の日本は、イラク情勢が緊迫の度を増すなかに新年を迎えていた。この年に戦争が勃発するかも知れないという不安を抱きながらも、国民はいつもと同じように新年を祝い、一年の無病息災を願っていた。

その願いも空しく、三月二〇日にイラク戦争が勃発する。遠い中東の地ではあるが、テレビに映しだされる戦場の生々しい映像を見て、我々は久しく忘れていた戦慄を覚えたものである。だが、その陰でさらに恐ろしい出来事が、世界各地で静かに始まっていた。SARS、重症急性呼吸器症候群の流行である。人類がしばし忘れていた疫病の恐怖が、ここに再現される。

WHOは最初のSARSに関する警報を三月一二日に発令している。数日後、この記事は日本の新聞にも掲載されるが、この時期は国内がイラク情勢への関心に傾いていたため、あまり注目されることはなかった。まして感染症の流行など、医学の進歩した現代ではさしたる問題にはならないと、日本人の誰もが思っていた。

たしかに日本をはじめとする先進諸国では、感染症が過去の病となっていた。日本の死因統計を見ても、この病は五十年以上前に首位の座から退き、その後は上位にもランクされないような状況だった。感染症にかかっても抗菌剤を飲めば治る。この病気で死ぬのは貧しい途上国の人々だけだ。そんな印象を我々は抱いていたのである。

ところが予想に反してＳＡＲＳの患者数は刻々と増え、三月下旬までに香港、中国、ベトナム、台湾、カナダなどで二〇〇〇名にも達する。しかも、その時点で病原体は未だ発見されておらず、患者の一割以上が死亡しているというのだ。さらに、患者の多くは日本の近隣諸国で発生していることに、日本国民は一抹の不安を覚えるのだった。だが、この時点でも日本国内はまだ冷静だった。いや、それよりも、大詰めを迎えたイラク戦争の行方に国民の目は注がれていたのである。

そして四月九日にイラク戦争が終戦を迎えてから、国民の視線は一気にＳＡＲＳの流行へと集中する。気がついた時には、遠い中東よりも自分たちの足元が、得体の知れぬ疫病に包囲されていたのである。国内はパニックに陥った。

筆者の施設（海外勤務健康管理センター）にも、この時期からＳＡＲＳに関する問い合わせが殺到する。その内容は、病気の予防方法や流行地域への渡航の可否など多岐にわたったが、そんななか、香港に単身赴任中の男性から寄せられた相談に、この病に対する恐怖の一端が感じられた。

この男性は流行渦巻く香港から帰国することを望んでいたが、日本の家族がそれを許してくれないというものだ。その理由は、「帰国されたら家族にSARSがうつる恐れがある」というものだった。もちろんこの男性の健康状態に問題はなかったが、流行地で緊迫した生活を送っていたところに、家族から予想外の言葉を浴びせられ、彼の声はひときわ淋しげだった。

この話を聞いた筆者は、中世のペスト流行の模様を思いおこした。一三四〇年代、ヨーロッパで勃発した史上最大とされる疫病流行の渦中で、恐怖により人々の心は荒廃し、たとえ家族でも感染を恐れて患者に近づこうとしなかったのである。七〇〇年の時を経ても疫病の恐怖は、我々の心の片隅に宿っていたのだ。それは、感染症が過去のものと錯覚していた我々にとって、久しく忘れていた戦慄であった。

実際にSARSという病気は、恐怖という言葉に値する程のパワーを持つ病だった。それは強い感染力とともに、重篤な症状をおこす点にある。患者は急速に肺炎の状態となり、呼吸ができないため、もがき苦しむ。酸素が吸えないというのは、人間にとって最大の苦しみなのである。さらに、隔離された患者は家族から強制的に引き離され、一人でこの苦しみと戦わなければならない。

　こうした患者を治療する医師や看護師も恐怖との戦いだった。自分たちも、目の前の患者と同じ運命を辿る可能性は充分に考えられたのである。少しでも注意を怠ると感染してしまう。そんな緊迫した状況で、彼らは治療にあたっていた。

　さらに、患者の家族の悲しみは筆舌に尽くしがたいものがあった。愛する人が苦しんでいても、それを介護することは許されない。また死亡したとしても臨終に立ち会えないばかりか、その遺体を見ることすら叶わなかったのである。この病は、恐怖と苦しみ、そして悲しみが濃縮された疫病だった。

　こうした疫病への恐怖は個人の心の問題だけにとどまらず、社会生活にも大きな影響を及ぼした。とくに経済面では深刻な打撃を与え、ＳＡＲＳ流行の中心にあったアジアの被害総額は六〇〇億ドルにものぼった。政治の舞台でも、流行当初に患者の報告を怠った中国への国際的な批判が集中し、それをかわすために、この国は厚生大臣と北京市長を更迭（こうてつ）するという荒療治を行っている。

　さらにＳＡＲＳの流行は文化面にも多大な影響を及ぼした。たとえばアジアサッカー連盟は、この年の八月に行われる予定だったオリンピック予選を、ＳＡＲＳ流行のため翌二〇〇四年三月開催に変更した。この会期変更は、各国の予選での戦いに少なからず影響を与えている。また四月にスイスで開催された世界時計宝飾展では、流行地域からの出店が禁止され、不当な差別との批判がアジア諸国から湧き上がった。これ以外にも、SARSの拡大を恐れて数々の国際イベントが中止となり、国際交流事業はこの時期に大きく後退するのである。

このように一つの疫病が、政治、経済、文化と社会全般に影響を及ぼすという事態は、我々が久しく経験したことのない出来事だった。

だが、疫病の流行による人間社会への影響は、人類の長い歴史のなかでたびたび発生している。それによって、歴史の流れが変化したり、社会が変容することも少なくなかった。疫病には人間社会を支配する不気味な魔力が潜んでいるかのようだ。

本書では、こうした疫病と人間社会のかかわりを、歴史の流れのなかで検証していくことを目的としている。有史以来、人間社会に多大な影響を与えてきた十二の疫病を取り上げ、その病にまつわる身近なエピソードを紹介しながら、歴史のなかで疫病の流行が人間社会に果たした役割を検討してみたい。さらに人間社会をとりまく地球環境という観点から、疫病の意味について考え、そこから人間社会に発せられるメッセージを解明してみたい。

なお、疫病を厳密に定義すれば、「広い範囲で爆発的に流行し、人口動態に大きな影響を与える感染症」となる。この対比となる言葉が風土病であるが、二つを厳密に区別することは難しい。また、この定義に従えば、人口動態にまで影響しなかったＳＡＲＳは、疫病の範疇から外れてしまう。むしろ本書では、ＳＡＲＳの流行で見られたように、「爆発的に流行し、社会全体が恐怖に戦慄する感染症」を疫病として扱うことにする。

それでは、歴史の流れに従い、まずは古代の中東で蔓延していたハンセン病の話から始めてみよう。

第一章　キリストによる奇跡治療の秘密　ハンセン病（紀元前後・中東）

1　ラザロ騎士団

一〇九六年に始まる十字軍の遠征は、閉鎖的な中世ヨーロッパ社会で久々におこる民族の大移動であった。聖なる地である中東に侵入した十字軍兵士たちは、そこでイスラム教徒の強い抵抗とともに、思いもよらぬ疫病に出くわす。それがハンセン病だ。

ハンセン病はもともとインド亜大陸を根城とする疫病だった。紀元前六世紀頃のインドの文書にもこの病の記載があり、すでにその時代にはインドを中心に流行していた。それが中東の地に到達するのは、アレキサンダー大王の遠征が行われた紀元前四世紀頃とされている。インダス川にまで達した大王の兵士たちは、その地で風土病として流行していたハンセン病を中東に持ち帰ったのである。さらに、その後のヘレニズム時代に見られる地中海世界とインドの頻繁な交流も、ハンセン病が中東へ拡大する原因となった。こうして十字軍が侵入する頃の中東では、この病が高度に蔓延(まんえん)していたのである。

一方、この時代のヨーロッパでハンセン病は稀な病気だった。しかし、キリスト教徒たちはこの病について、すでに多くの知識を持っていた。それというのも、彼らが奉じる聖書の中には、ハンセン病とおぼしき病の記載が数多く見られたからである。

この伝説の病に多くの十字軍兵士が罹患(りかん)する。しかし、宗教的情熱に燃える彼らは戦闘を止めなかった。ハンセン病にかかった兵士だけで編成される騎士団も存在したのである。その名をラザロ騎士団と呼ぶ。この騎士団は一一二〇年、エルサレムに興り、一二九一年に十字軍最後の拠点であるアッコンが陥落するまで存続している。

やがてハンセン病は、十字軍の帰還兵により中世ヨーロッパ社会に持ち込まれ、そこで疫病として深く根をおろすことになる。この病は、ペストのように急速に拡大し膨大な死者の山を築くことはなかったが、顔や手足といった人間の外観を侵す病気であるため、人々はこの病を恐れ、そして病人を忌み嫌った。現代にも続くハンセン病患者への差別は、この時代に加速されたのである。

ところで、騎士団の名となった聖ラザロは、古くからハンセン病患者の守護神とされてきた。この人物は新約聖書の中で、キリストの奇跡により死後復活した人物として描かれている。だが、不思議なことに、聖書の中にはラザロがハンセン病にかかったことを示す記載はでてこない。それにもかかわらずハンセン病患者の守護神となったのは、ラザロという人物にハンセン病を連想させる強い理由があったからなのだ。

ラザロの復活の他にも、新約聖書にはキリストの行った数々の奇跡が描かれている。その中でも、ハンセン病患者をはじめ目や足の不自由な人を治療する話は、たびたび登場する。こうしたキリストの奇跡治療について、ジョンス・ホプキンス大医学史研究所長だったシゲリストは次のように述べている。

「キリストの時代には、どの礼拝でも病人の治癒は重要な役割を演じていた。新しい宗教は奇跡の治癒の約束をしない限り、既成の宗教と競合できなかったのだ」

この奇跡治療を実施するにあたり、ハンセン病患者は然るべき対象となっていた。それでは、キリストはこの病をどのように治療したのだろうか。

2　なぜ手足が腐るのか

今でこそハンセン病は、化学療法の発達により不治の病ではなくなっている。しかし、一〇世紀以前に特効薬というものはなく、数々の民間療法が行われてきた。とくにダイフウシ油による治療は、世界各地で行われていたが、その効果は確実なものではなかった。

ハンセン病の病原体である *Mycobacterium leprae*（ライ菌）が発見されたのは一八七三年のことである。それまでに、この病気の原因については多くの説が唱えられてきた。家族内に発生するため遺伝病とする意見も多かったが、激しい性欲が原因とする説もあり、治療のために去勢されることも少なくなかった。患者と接触することが原因とする説も古くからあり、これが患者の強制的な隔離制度へと進んでいった。

最近の研究によれば、ハンセン病は患者からの飛沫が主な感染ルートとされている。ただし患者のうちでも排菌をするのは一部であり、またライ菌の毒力はきわめて弱く、感染してもほとんどの菌は死滅してしまう。しかし不幸にも侵入した菌が生き残ると、皮膚や神経で増殖を開始する。その後、数年が経過した時点で皮膚の症状が現れる。それは痛みのない痣（あざ）として気づかれることが多かった。

遠藤周作の小説に『わたしが・棄てた・女』という作品がある。戦後間もない東京近郊を舞台に、無垢な田舎娘の冷酷な運命を描いたストーリーだが、その中で、この娘がハンセン病の疑いをかけられる場面が登場する。腕にできた痣を病院で診察してもらったところ、担当医から輪郭性紅斑という診断名が告げられる。これが、ハンセン病の初期症状となる皮膚の変化である。もし治療せずにいれば、痣は次第に拡大し腫瘤状となる。やがて、このような腫瘤は体中いたるところ、とりわけ顔面に発生し、特徴的な容貌の変化がおこる。ハンセン病には顔や手足が腐るとのイメージがあるが、顔の変化はこうして形成される。

一方、手足の変化はライ菌により知覚神経や運動神経が障害されることによる。たとえば知覚障害がおきると手足の感覚がなくなり、傷を負っても気づかなくなる。すると、その部分は化膿を繰り返し、最終的には壊疽に陥ってしまうのである。また運動神経が障害されると筋肉が萎縮して、手足は大きく変形する。こうした神経系の障害が、手足が腐るというイメージにつながっているのである。

これほど人間の外観を変化させる病であるが故に、ハンセン病は古来から恐れられてきた。もし、この病を治癒させる力があるとしたら、それは誰もが奇跡と信じたことだろう。

3　キリストの奇跡物語

聖書の中に登場するハンセン病とおぼしき病名は二種類ある。一つは旧約聖書に登場する「ツアラート」と称する皮膚病で、レビ記には、この病の取り扱い指針が事細かに述べられている。それによれば、疑いのある患者は祭司のもとで診察を受ける。もしツアラートと診断されれば、患者は集団生活から離れ、宿営の外に住まなければならない。まさにハンセン病を彷彿させる記載であるが、旧約聖書が書かれた紀元前六世紀頃は、まだ中東の地でハンセン病は流行していなかった。このツアラートと呼ばれる病は、その当時流行していた伝染性の皮膚病全般を意味したのだろう。

もう一つ新約聖書に登場するのが「レプラ」という皮膚病である。新約聖書の時代にはすでにハンセン病が中東で流行しており、レプラはハンセン病を意味するとの意見もある。しかし、この時代の診断技術からすれば、レプラにはハンセン病だけでなく数多くの皮膚病が含まれていた可能性がある。いずれにしても、キリストはこのレプラの患者を治癒させたのである。

新約聖書の中に描かれるキリストの治療法とは、患者に触れるとか、患者に憐れみの声をかけるなどの方法だが、実際には何らかの医学的方法で治療を行っていた可能性がある。このレプラ治療の謎を解く鍵が、ヨハネの福音書に描かれた「ラザロの復活」と「ナルドの香油」の物語に隠されている。

新約聖書にはマルコ、マタイ、ルカ、ヨハネの四つの福音書がある。これはキリストの言行を記録したものだが、マルコが紀元後六〇年頃の作で最も古く、これにマタイとルカが続き、ヨハネは紀元後九〇年頃の作とされている。マタイとルカはマルコを原典としており、それぞれ似た内容が多い。一方、ヨハネは別の資料をもとにしており、独自の内容が見られる。このヨハネの福音書に記載されている「ラザロの復活」とは次のような話である。

ベタニアというエルサレム近郊の村に住むラザロは、キリストの友人だった。ところがこの男は、何らかの病気により死んでしまう。この知らせを聞いて、キリストはラザロの墓前におもむき、「ラザロよ出てきなさい」と叫ぶ。すると、不思議なことに死んだはずのラザロが、墓より歩いて出てきたのである。この噂は国中に広まり、キリストの教えを不動のものにしたという。

冒頭にも述べたが、このラザロは後世になり、ハンセン病の守護聖人として崇められた人物である。だが、この物語にレプラという病名はでてこない。それは、ラザロがレプラを連想させる存在だったからなのである。じつは彼の住んでいたベタニアという村は、レプラ患者の隔離村だった可能性があるのだ。

4　ナルドの香油

「ナルドの香油」の話は処刑直前のキリストを描いた物語として名高く、ヨハネの福音書だけでなくマルコやマタイの福音書にも記載されている。興味深いことに、ヨハネの福音書では「ナルドの香油」の話が「ラザロの復活」の後日談として描かれている。それは以下のとおりである。

処刑の七日前に、キリストはベタニアを訪れて、ラザロや村人たちと夕食をともにした。どこの家で夕食をとったかはヨハネの福音書に書かれていないが、マルコやマタイには、それがレプラ患者シモンの家と記されている。この当時、レプラ患者は集団を離れて生活することを余儀なくされていた。こうした状況から、シモンの家のあるベタニアはレプラ患者の村と推測されているのである。この村はエルサレムの東二・八キロにあり、エルサレムで発病した患者の隔離村だったようだ。そして、キリストはこの村をたびたび訪れていたのである。

このシモンの家で夕食中にある事件がおきる。ヨハネの福音書によれば、ラザロの妹マリアが大量のナルド香油をキリストの足に注ぎ、それを彼女は自分の髪でぬぐったという。マルコやマタイには、一人の女がナルド香油をキリストの頭から注いだと記載されている。このキリストに油を注ぐという行為の解釈は、王位につく者に行う儀式であるとか、死を直前にした者への儀式であるとか、さまざまな説が唱えられている。だが、ここで注目すべきはナルドの香油なるものである。この油が大量にキリストに注がれたのを見て、弟子の一人であるユダが女を叱咤する。

「このように高価な油をなぜ流してしまったのだ！」

ナルドの香油とは、ヒマラヤ山中に自生するオミナエシ科植物（*Nardostacys jatamansi*）の油で、インドではジャタマンシの名で古典医学にも使用されていた。現代でもインディアン・スパイクナードという名で、アロマセラピーのエッセンシャルオイルに用いられている。

この香油は中東地方にも古くから伝わり、高貴な人の香水として、あるいは死者の埋葬のために用いられていた。旧約聖書の雅歌にも次のような一節がある。

「ソロモン王がうたげの座に着いておられる間、私のナルドは香を放ちました」

しかし、遠くヒマラヤ山中から運ばれてくる香油だけに、それは高価なものだった。それでは、このように高価な香油が、なぜベタニアのレプラ患者シモンの家に大量にあったのだろうか。

5　キリストの布教と香油

インドの古典医学の中で、ジャタマンシは数多くの病気の治療に用いられてきた。皮膚病の治療薬としても知られており、ハンセン病の治療にも用いられていたようだ。ここまで書けば読者の方もお気づきだと思うが、この香油はベタニアでレプラの治療に使用されていた可能性がある。すなわち、この香油はキリストによる奇跡治療の秘薬ではないだろうか。

キリストの生涯は謎につつまれている。彼の足跡として明らかなのは、三十歳頃より布教を開始してから処刑されるまでの僅か数年のことである。それ以前はインドに渡っていたとの説もあるのだ。その真偽は別として、キリストは、当時、香水として用いていたナルドの香油に、レプラを治癒させる効果があることを知っていたのだろう。彼は布教を開始する前に、ユダヤ教のエッセネ派に属していたとの説もあるが、この派では薬草研究が盛んだったのである。

医学的にナルドの香油がハンセン病をどの程度改善させたかは明らかでないが、最近のアロマセラピーの研究では、同成分のスパイクナードに抗菌作用や抗炎症作用のあることが明らかになっている。また現代でも、スパイクナードは皮膚病一般の治療に用いられており、レプラに含まれる多くの皮膚病に一定の効果を発揮したものと考える。

当時の民衆はそうした光景を見て、キリストはレプラ患者に奇跡の治療を施したとの噂を広めたのではないか。これを裏づける言葉がマルコの福音書（六章一三節）にある。それはキリストにより派遣された十二人の弟子の布教の模様を述べたものだが、弟子たちは「病人に油を塗っていやした」との記載が見られる。

さらに、もう一つナルドの香油には絶大な効果があった。それは精神面への効果である。

古代インドではこの香油が、鎮静剤や瞑想の導入剤としても用いられていたのである。つまり、キリストはナルドの香油をレプラの治療だけでなく、信者の心を落ち着かせ瞑想を助ける薬物として使用していた可能性もあるのだ。

キリストはこの秘薬であるナルドの香油を、ベタニアのシモン家に預けていたのだろう。それは、本来の目的であるレプラ患者の治療のために必要なものだった。そして布教の旅にでる際は、それを少量ずつ持参し、信者の瞑想のために用いていたのではないか。彼が処刑の直前にベタニアに寄り、村の女から大量の香油を浴びせられたのも、キリストの行く末を案じた信者が、発作的に秘薬の証拠湮滅をはかった行為とも解釈できる。

6　ラザロの復活

ところで、このベタニアに住むラザロであるが、彼もレプラ患者だった可能性が強い。だからこそ、後世になり彼はハンセン病の守護神として崇められたのである。それでは、彼はなぜ死に、なぜ復活したのか。これを解き明かす鍵もナルドの香油にあるようだ。

この香油には鎮静効果があるだけに、それを大量に吸い込むと意識の低下をきたすことがある。現代のアロマセラピーでも、スパイクナードは少量を用いるようにとの注意書きがされている。

ラザロはこの香油を大量に吸い込んでしまったのではないか。それはレプラの治療のためかもしれないし、瞑想のためだったのかもしれない。彼の意識は低下し、仮死状態になってしまったのである。そして墓に葬られた。数日後にキリストがベタニアを訪れ、ラザロの件を聞き、その一部始終が香油中毒であることを悟ったのだろう。そうであれば、ラザロは未だ生きている可能性がある。そこで早速、墓石をどけてみたら案の定、ラザロが歩いてでてきた。これが「ラザロの復活」の真相かもしれない。

ラザロはキリストの死後、キプロス島に渡ったとの伝説がある。あるいはフランスのマルセイユだとも伝えられている。いずれにしてもキリストの奇跡により復活を果たしたとする噂により、彼はハンセン病患者の守護神にまで祭り上げられるのだった。

7　ラザレット

時はふたたび中世の十字軍時代に戻る。

ヨーロッパでは十字軍兵士の帰還にともない、貧困層を中心にハンセン病が疫病としての流行を開始していた。この病気は感染しても発病は稀であるが、この時代に多くの患者が発生したのは、当時のヨーロッパ人がこの病気への抵抗力をまったく持っていなかったためと考えられている。

ハンセン病患者の増加にともない、キリスト教会はヨーロッパ各地に療養施設としてラザレットを建設する。このラザレットの語源が、復活したラザロであることは言うまでもない。一三世紀の頃にはヨーロッパ全体で二万ヶ所近いラザレットが存在していた。しかし、それは療養施設とは名ばかりの隔離施設だった。

この当時のヨーロッパ社会で、ハンセン病にかかることは社会での死を意味した。病気の診断は司法当局と教会の合同裁判で行われるのが通例で、ひとたびハンセン病の診断が下されると、患者は教会で死の儀式をうける。それは実際の葬式の手順と同様に、霊柩台の上に寝かされ土をかけられるのである。数分間ではあるが墓穴に入れられることもあった。こうして社会的な死を宣告された後に、患者は人里離れたラザレットに収容される。そこでは積極的な治療も行われないまま、次第に朽ち果てる体を横たえて、本当の死が訪れるまで淋しく過ごすのである。それは、キリストがレプラ患者に施した治療と異なり、じつに消極的な療養だった。

もしハンセン病患者がラザレットの外で暮らすことを望めば、それは彼らに一層辛い試練を与えた。あれ程までにキリストが癒し続けた患者を、中世キリスト教社会は差別し、迫害を加えたのである。患者は目立つように黒装束を着せられ、音の出るものを身につけることを強いられた。せまい路地を歩くことも、教会に出入りすることも禁じられた。さらに災害がおこった際には、その原因をハンセン病患者に押しつけ、患者の虐殺が行われることもあった。

こうして中世社会の陰で流行を続けていたハンセン病も、一四世紀になると次第に患者数は減少し、一五世紀にはヨーロッパからほとんど姿を消す。この理由については、黒死病の流行により患者が死に絶えたとか、人々が抵抗力を持つようになったなどの説が唱えられている。

8　キリスト教社会の成長を促す

その後、現代にいたるまでハンセン病は熱帯や亜熱帯地方を中心に流行を続け、現在でも二〇〇万人以上の患者がこの病気に苦しんでいる。その苦しみとは、病気そのものよりもあいかわらずの社会からの差別への苦しみなのである。

こうした社会的な差別が存続する一方で、微生物学の発展により、一九世紀末にはハンセン病の病原体が明らかになり、また、一九四〇年代には化学療法による治療も可能になった。

もはや、ハンセン病は不治の病ではなくなったのである。

キリスト教社会のハンセン病患者への対応も、中世から近世を経て、キリスト本人がそうしたように、慈愛に満ちた形へと変化していった。とくに大航海時代を経て植民地で宣教師が活躍する頃になると、彼らは布教活動の一環としてハンセン病患者の救済に力を注ぐようになる。一五四九年に来日したフランシスコ・ザビエルも、日本での患者救済にあたっていた。現在でも、世界各地にあるハンセン病の療養施設の多くはキリスト教系の施設である。かのマザーテレサも、インドのカルカッタでハンセン病患者の看護に一生を捧げていた。

さらにハンセン病患者の差別撤廃への働きかけにも、近年のキリスト教団体は積極的である。たとえば、ラザロ騎士団の流れをひくマルタ騎士団は、現在でも世界各地でキリスト教系の慈善事業を行っている。一九五六年にはこの団体が「ハンセン病救済国際会議」を開催した。この会議では、今も残るハンセン病患者の差別法撤廃が決議され、その波紋は各国の保健担当者を動かし、その後の同法撤廃に大きく影響しているのである。

第二章

「ハーメルンの笛吹き男」に隠された悲劇の予兆　ペスト（一四世紀・ヨーロッパ）

1　笛吹き男伝説の陰に

一三世紀末、ドイツ北部の町ハーメルンの住民たちはネズミの大量発生に悩まされていた。そこにある男が現れ「ネズミを駆除しよう」と申し出る。住民たちは喜んで、その男にネズミ駆除を依頼した。男が持っていた笛を吹くと、不思議なことに町中のネズミが路上に現れ、行進を始めたのである。やがてネズミたちは近くの小川に次々と飛び込んでいった。これがグリム童話で有名な「ハーメルンの笛吹き男」である。

じつは、この童話には恐ろしい続編がある。ネズミを駆除してから、笛吹き男は町の住民に約束の報酬を要求した。ところが、住民たちはその約束を反故（ほご）にしてしまう。男は怒りに震えながら再び笛を吹き始めると、今度は町中の子どもたちが隊列をつくり、行進を始めたのである。そして子どもたちはどこか遠いところに消えていった。

グリム童話はドイツの古い民話が土台になっているが、実際にハーメルンの町で、一二八四年に一三〇名の子どもが消えたとする記録が残っている。そこで、この民話は何らかの史実が語り継がれたものと推測されている。

それでは、なぜ子どもたちは集団で失踪したのだろうか。その謎解きは多くの学者によって試みられており、東方植民や少年十字軍に連行された説や、崖崩れや沼地で遭難した説などが有力である。さらに、ペストにより集団死したとの説も提唱されている。

ペストはネズミと密接に関連する病気であり、ネズミを駆除したというストーリーは、ペストを暗示させるところがある。また、この事件がおこってから六十年後の一三四〇年代に、ヨーロッパ全域は黒死病の流行と呼ばれる、史上空前のペスト大流行に見舞われていた。その少し前からペストが燻(くすぶ)っていても不思議はないのである。

この黒死病の流行に際しては、全世界で七〇〇〇万人が死亡したとされている。まさに人類は、この時期に滅亡の危機に瀕したと言っても過言ではないだろう。それでは、こうした疫病の大流行を招いた原因とは何だったのか。それを解き明かす鍵が、この笛吹き男伝説の中に秘められているのである。それを説明する前に、まずは人間社会を長年にわたり脅かしてきたペストの災禍について振り返ってみよう。

2 繰り返す悲劇

有史以来、ペストの世界的な大流行は四回記録されている。

最初の大流行は六世紀のことで、東ローマ帝国のユスティニアヌス帝が大ローマ復活をかけて、侵略戦争を繰り広げている最中の出来事だった。流行の極期に首都のコンスタンチノープル（現イスタンブール）では、日に一万人近い死者が発生した。そして二回目の大流行が、一三四〇年代に始まる黒死病の流行である。この時は全世界で七〇〇〇万人の命が失われた。三回目はロンドン大疫病と呼ばれる一七世紀の流行で、この模様はダニエル・デフォーの『ペスト年代記』の中で詳細に述べられている。

このような未曾有の大惨事にあたり、当時の人々はペストの原因を色々と考えた。とくに中世の黒死病流行にあたっては数々の原因論が浮上し、最も一般的だったのが瘴気説である。これは、大地から湧き上がる有毒な気体（瘴気）が人体を害するという説だが、黒死病流行の直前に各地で地震が多発しており、その時に生じた割れ目から瘴気が発生すると考えた。

一方、パリ大学の医学部はフランス国王の諮問に応じて、その原因を天体の異常な動きによるものと結論している。また、信心深い人々はこの試練を「神から下された罰である」と考え、自身の体を鞭で打ちながら行進する団体が各地に出現した。さらに一部の人々はスケープゴートを求め、ユダヤ人原因説を提唱する。ユダヤ人が井戸に毒を撒いたとする根も葉もない説だが、この影響により、ヨーロッパ各地で彼らの迫害が加速されるのだった。

一九世紀末に始まる四回目の大流行は、幸いにもヨーロッパに達することはなかった。しかし、アジア、アフリカだけでなくアメリカ大陸にも波及する文字通りの世界的流行となったのである。

3 ペストの素顔

この第四回流行の渦中にあった一八九四年の香港に、北里柴三郎が登場する。彼はドイツの細菌学者コッホの下で研鑽を重ね、帰国後は福沢諭吉の援助で北里研究所を設立していた。同じ頃、フランスの軍医であるイエルサンも香港に到着する。二人はペストの病原体の発見を競い合い、結局、北里が最初にペスト菌の素顔を眺めるのである。しかし北里の発見したペスト菌のなかには雑菌も混在していた。このため、それから暫くして純粋なペスト菌を分離したイエルサンが、歴史上はペスト菌の発見者として登録されている。

元来、ペスト菌はネズミの病原体である。この体長僅か2マイクロンの悪魔は、ノミの吸血によりネズミの体内に注入され、この動物を葬ることを本来の仕事としていた。ところがネズミと人間が共存する環境では、その魔力が人間にも向けられ、流行が拡大するのである。ノミの吸血により人体内にペスト菌が注入されると、高熱を発し、手足や頸部のリンパ節が激痛とともに腫脹してくる。これはペスト菌の拡大を抑える人間の抵抗力による反応であり、この状態を腺ペストと呼ぶ。

フランスの文豪カミュの名著『ペスト』には多くのペスト患者が登場する。この小説は一九四〇年代のアルジェリアの町を舞台に、そこに滞在するフランス人医師が遭遇するペスト流行を綴ったものだが、この流行で最初の患者となる門番の様子は、臨場感たっぷりに描かれている。

「しばらく苦しみ続けたあげく、あえぎながら門番はまた床についた。熱は三九度五分で、頸部のリンパ節と四肢が腫張し、脇腹に黒っぽい斑点が二つ広がりかけていた。彼は今では内部の痛みを訴えていた」（宮崎嶺雄訳・新潮社）

この哀れな門番のように人間の抵抗力が病原体に敗北すると、ペスト菌はリンパ節から堰(せき)を切ったように全身に散布され、患者を死へと導く。その過程で皮膚に生ずる黒い斑点こそ、ペストが黒死病と呼ばれる所以(ゆえん)であり、その正体は、敗血症によっておこる出血斑であることが明らかになっている。

近年は抗菌剤が数多く開発され、とくにストレプトマイシンはペストの特効薬となった。腺ペストの患者であれば、その投与でほとんど治癒するが、敗血症の状態になると致命率は七〇％以上にも達する。これが抗菌剤のない時代には、腺ペストで半分以上、敗血症では一〇〇％近くが死んでいたのである。それだけペストは殺傷力の強い病だった。

4　流行の発端

人間社会が出会ったペストのなかでも、とりわけ中世の黒死病流行は最大級のものであった。その震源地は、中央アジアの草原地帯とする説が有力である。

古来から世界には三ヶ所のペストの病巣があった。ネズミの感染が常在している地域であるが、一つはアフリカ中部の大湖地帯で、ここを震源としたのが六世紀の大流行である。二つめは中央アジアの草原地帯で、ここから中世の黒死病の流行が勃発した。三つめは中国とミャンマーの国境にある山岳地帯で、一九世紀末の大流行の震源地とされている。

それでは、なぜ中央アジアの草原地帯から黒死病の流行が拡大したのか。それは、モンゴル帝国の成立により、中央アジアを中心とする草原の道が整備されたためと考えられている。

この道が築かれたことにより、人間はその病巣近くにまで侵入することが可能になった。そして、ペスト菌はネズミから人間に乗り移ったのである。この最初の犠牲者が、中央アジアの天山山脈近郊に住むネトリウス派キリスト教徒ではないかとされている。それというのも、一三三八—一三三九年にかけて彼らの墓が異常に増えているのである。

やがて中央アジアでの局地的な流行は、草原の道を介して東西に拡大していった。この道を利用する商人や軍隊が、悪魔を文明社会に送り届けたのである。西へ向かった流行の波は、一三四七年に草原の道の終着点である黒海沿岸のカッファに到着する。当時のカッファは、地中海の海運を担うジェノバ人の拠点都市であり、この町からペストはジェノバの船に紛れて、ヨーロッパ各地へと撒布されていった。

ヨーロッパ内でのペストの流行は、それまでと様相を異にして急速に拡大の速度をあげる。これは本来のノミの吸血で感染する方法だけではなく、空気感染する状態に変化したことを意味した。腺ペスト患者のなかには、末期になると肺炎をおこす者がいる。これが肺ペストで、現代でも抗菌剤を投与しないと、発病後一八時間以内にほぼ全員が死亡する。この当時は、肺ペストになれば間違いなく死亡していたことだろう。しかもこうした患者は、咳やクシャミの際に大量のペスト菌を排泄する。これを吸い込んだ者は直ちに肺ペストを発病し、死に至るまでの数日間、強力な感染源となるのである。このように空気感染はきわめて効率のよい感染様式だった。

　こうして死者が多くなるに従い人々の心は荒廃し、信じられぬ程のモラルの低下を招くことになる。

5　早すぎた埋葬

　イタリアの諸都市に悪魔が到達したのは一三四八年のことである。当時のナポリには、ルネッサンスの幕を開ける作家のボッカチオが滞在していた。彼は周囲の人々が次々と死にゆくさまに恐怖し、故郷のフィレンツェに帰着する。しかし、そこも地獄の様相を呈していた。当時、一二万人程の人口があったこの町で、一三四八年七月までに生存できたのは僅かに二万人だったのである。この死臭が充満する町で、ボッカチオは代表作の『デカメロン』を執筆する。それは、ペストに脅えて郊外に逃避した男女一〇人が語る好色艶笑譚であった。

　ボッカチオはこの物語の冒頭で、人々が動揺し道徳が崩壊していくさまをルポルタージュ式に述べている。

「姉妹は兄弟をすて、またしばしば妻は夫をすてるにいたり、また父や母は子どもたちを、まるで自分のものではないように、訪問したり面倒をみたりすることをさけました」（柏熊

達生訳・ちくま文庫）

患者に近づくと感染するという経験から、家族は看病をやめて患者を放置するようになった。放置された患者は孤独のなかで悶え苦しみ、そして息をひきとる。死体は門前に棄てられ、それを死体運搬人が回収するのであった。葬式が行われても、それは笑い声に満ちた馬鹿騒ぎの場と化していた。

死者が増えると、町の郊外に大きな穴を掘り、そこに死体を投げ込むようになった。恐ろしいことには、この穴の中にまだ息をしている瀕死の患者も数多く埋められていたのである。患者に近づくことを恐れ、死を判断することさえ躊躇われたのだろう。墓場に生き埋めにされた患者は、多くの死体に囲まれながら昇天するのだった。

6 覆面をした医師たちの診察

家族にも見放されたペスト患者にとって、医者の治療を受けることなど、まず期待できなかった。病気を恐れ逃げ出す医者もいたが、その多くは死んでしまったからである。もし医者の診察を受けられたとしても、この当時のペストの治療は、無意味な瀉血か、腫大したリンパ節を切開する程度のことしかできなかった。

黒死病流行の後、巷にはペスト医と呼ばれる医者が出現する。患者からの感染を防ぐために、彼らが纏(まと)う服装は大変に奇抜なものだった。全身を皮の衣服で包み、顔には覆面をかぶる。それは、鼻と口に鳥の嘴のような突起を持つ恐ろしい覆面だった。この嘴には、空気を洗浄する目的で香の強い薬草を入れており、目の部分には、患者と視線を合わせないように覆いがされていた。この当時の人々は空気感染を視線による感染と考えており、患者を治療したり看護したりする際は、視線を合わせないことが鉄則とされていたのである。

そんなペスト医の一人として一六世紀のフランスで名声を博したのが、予言者として名高いノストラダムスである。彼の母方の家系には医者が多く、彼自身も一五二九年に大学の医学部を卒業した。卒業後は南フランスのアジャンで幸せな結婚生活を送っていたが、間もなく妻と二人の子どもがペストにより死亡してしまう。この試練を経て、彼はペスト医としての仕事に没頭するのである。ペストの予防に関しても、土葬をやめて火葬を推奨するなど、数々の画期的な提言を行っている。晩年になり、ノストラダムスは予言者としての地位も獲得するが、あの壮大な予言はペストとの格闘のなかで閃(ひらめ)いたものかもしれない。

治療法はともかくとして、中世黒死病の流行を境に、当時の人々はペストを予防する有効な手段を考案する。それが検疫と呼ばれる制度である。

当時のヨーロッパとくにイタリアでは、ペストが東方から来航する船によって運ばれることを経験的に知っていた。そこでベネチアなど主要な都市では、東方から入港する船の乗員を沖合の島に四十日間隔離し、もしペスト患者が発生しなければ上陸を許可するという制度をつくった。四〇という日数は科学的に決められたものではない。これは旧約聖書レビ記にある「死体や不浄物を扱った者は四十日間の浄化儀式を行わなければならない」との記載に従ったものである。この四〇がイタリア語でquarantaであり、これが検疫（quarantine）の語源となっている。

7 大流行の秘密

ここで、中世の黒死病流行の原因をいま一度、振り返ってみたい。

前にも述べたように、流行の直接の原因は中央アジアに草原の道が築かれ、人間がペストの病巣へ容易に侵入できる状況になったためと考えられている。さらに、その道を介する東西交通の活性化が世界流行への布石となった。

しかし、ペストに感染した人間が動きまわるだけで、流行はあれ程までに拡大しない。流行する場所にはネズミの存在が必要なのである。もちろん、肺ペストのように人から人に感染する様式もあるが、通常はネズミと人間の流行が同時に発生しながら、流行は拡大してゆくのである。ネズミのなかでもペストの主たる標的となるのはクマネズミと呼ばれる種類であるが、このネズミは一三世紀頃まで、ヨーロッパに棲息していなかった。つまり、ヨーロッパでペストが流行するためには、クマネズミがそこに移動して住みつく必要があったのだ。クマネズミの元々の棲息地はインドやマレー半島である。そこから西方に移動し、一二世紀の頃には中東あたりまで達していた。中東に遠征した十字軍の兵士がペストで死亡したとする記録も数多くあり、たとえばフランスのルイ九世もチュニジア遠征中の一二七〇年に、この病気で死亡している。

十字軍遠征の後、クマネズミはヨーロッパに侵入を開始する。この経路として考えられているのが、十字軍の帰還船に便乗して運ばれたとする海路説である。クマネズミはロープを巧みに登り、係留中の船に侵入することを得意としていた。だが、こうした海路による移動だけでは、棲息域がヨーロッパ全体に拡大するほどの個体数は運べない。そこで、もう一つの陸路説が登場する。

ネズミは異常な増殖をきたすと、食糧を求めて集団で移動を開始する。この増殖の要因には食糧事情が好転した場合や、地震などで家屋が崩壊しネズミの棲家が増えた場合などが挙げられる。一八世紀にはドブネズミがヨーロッパに大挙侵入しており、これも一七二七年に原産地であるカスピ海沿岸で発生した地震が、異常増殖の原因と推定されている。一三世紀にもクマネズミが異常増殖する何らかの原因が発生し、ヨーロッパに向けて陸路での大移動を開始したのである。

この移動の模様が、冒頭で紹介した「ハーメルンの笛吹き男」に登場するネズミの異常発生ではないだろうか。

物語の舞台となる一二八四年という年代は、時間的にクマネズミの移動時期と合致するものである。さらに、ネズミたちが次々と小川に飛び込んだとする記載は、ネズミが大移動をする際に、しばしば見られる光景である。移動中のネズミは恐慌状態に陥っており、こうした集団自殺とも言える行動をとることが多い。たとえば一九三五年、神奈川県の箱根で異常増殖したネズミたちは、次々に芦ノ湖に飛び込み、多くの死骸が水面に浮かんだという。

物語では、笛吹き男の力に操られてネズミが小川に飛び込んだことになっているが、ネズミは自分からそのような行動に及んだものと考える。古来からヨーロッパではネズミが大量発生した際に、この物語に登場するようなネズミ捕り男が出現し、ネズミを川に溺れさせることで撃退している。こうした職種の人は、ネズミの習性を熟知したうえで、そのような能力を発揮したのだろう。

このように、「ハーメルンの笛吹き男」には黒死病の予兆となる、クマネズミの大移動が描かれているのではないか。それは、一三〇人の子どもの失踪を遙かにしのぐ、空前の悲しみの前触れだった。大地を揺さぶるようにうごめくネズミの大群が、それから数十年後に来襲する悪魔の先導役になることを、その時は誰も気づかなかった。

ところで、「ハーメルンの笛吹き男」の研究で名高い阿部謹也氏は、物語中のネズミに関する記載は一六世紀以降に加わったという解釈をとっている。それは、一六世紀以前に記録されたこの物語に、ネズミに関する記述が見られないためである。たしかに、子どもたちの失踪とネズミの異常発生は、同時でない可能性もある。しかし、比較的近い時間に発生した二つの事件が、最終的に一つの物語となったとの解釈もできる。生物学的な観点からすれば、ネズミの異常発生が子どもたちの失踪した時期におこっても不思議はないし、むしろそうあるべき現象なのだ。

このように中世の黒死病の流行は、草原の道を介する東西交通の活性化とともに、クマネズミの大移動という二つの要素が産み出した悲劇と言えるだろう。

8　中世社会の崩壊を招く

黒死病の流行を境にヨーロッパの人口は減少の一途をたどる。とくに農民層の減少は、中世社会の経済的基盤である荘園制度の没落を招いた。また、人心の荒廃による道徳や社会的絆の崩壊は、キリスト教という中世社会の精神的基盤をも揺るがす事態をおこし、ヨーロッパの中世社会は崩壊の道をたどっていく。その一方、流行の陰で新たな社会形成の気運も誕生していた。たとえばイタリアのトスカーナ地方では、死に絶えた古い領主にかわり、メディチ家の台頭が始まる。また黒死病の流行という狂乱の時代のなかで、ボッカチオやペトラルカなど、初期のルネッサンスを飾る文人が活動を開始する。時代は近世の夜明けに向かっていた。

人間社会は古代、中世、近世、近代と進化を遂げてきた。そしてペストの大流行はその節目ごとに出現している。たとえばユスティニアヌス帝時代の流行は、古代と中世の架け橋となる六世紀の出来事である。黒死病の流行は中世を終焉させ、一六世紀の流行は近世社会の確立の時期と重なった。さらに、一九世紀末の大流行は近世から近代への変革期に発生した。まるでペストは、人間社会の停滞や堕落を常に監視しているかのようだ。

現在、世界に存在するペストの病巣は三つにとどまらない。四回目の世界流行の果てに、それは北米の砂漠地帯にも新たな拠点を築いたのである。これら病巣の周囲では、今でも年間二〇〇〇人前後のペスト患者が発生している。抗菌剤が発達した現代、その死亡率は一〇%以下に低下しているが、近年は抗菌剤に抵抗性のあるペスト菌も出現しているのである。こうした病巣から、再び悪魔が人間社会に来襲する日も遠くはないだろう。

カミュは『ペスト』の最終章を次のような文章で結んでいる。

「人間に不幸と教訓をもたらすため、いつかペストは鼠どもを呼び覚し、何処かの幸福な都市に彼らを死なせにやってくる」

第三章

幻の薬・グアヤックを求めて　梅毒（一六世紀・ヨーロッパ）

1　ルネッサンスの時代に登場した疫病

一九二八年、オランダのロッテルダムでエラスムスの遺体が発掘された。このルネッサンス期を代表する人文学者は、一五三六年に赤痢で死亡したと伝えられている。しかし、彼の体は梅毒により無惨にも蝕まれていたのである。エラスムスは梅毒撲滅を強く主張した人物で、「この病気はたった一つで、他の伝染病にあった恐ろしいものを全部持ちあわせている」と、その恐怖を訴えている。こうした言葉は、彼自身の体験から発せられたものだろう。

エラスムスにかぎらずルネッサンスの時代を生きた人々は、梅毒という病をひどく恐れた。この疫病はそれまでのヨーロッパで、まったく知られていないタイプの病だった。今でこそ梅毒は慢性的な病気となっているが、この当時は激烈な症状をおこす急性の感染症だった。しかもその流行が、性行為という最大の娯楽を介して広がることに、当時の人々は大きな恐怖を感じていたのである。

この疫病がはじめてヨーロッパを襲ったのは一四九五年のことである。それは、ルネッサンス最盛期のイタリアに侵入した、フランス国王シャルル八世の軍隊での出来事だった。一四九四年九月に侵入を開始した彼の軍隊は、大きな抵抗もないまま一二月にはローマに入城し、翌年二月にはナポリを占領する。地中海の太陽が降り注ぐこの町で、兵士たちは酒色に明け暮れるのだが、その片隅で未知の疫病が活動を開始していた。

五月になると占領下のイタリア人たちに不穏な動きがおこり、危険を察知したシャルル八世は全軍に撤退を命じる。だが、この時点ですでに撤退するフランス兵の体には死神がとりついていた。七月にイタリア北部のフォルノボで、ベネチア軍の軍医は退却するフランス兵のぞっとする姿を目撃する。多くの兵士の体は醜い皮疹に覆われ、そこからは膿汁が吹き出していたのだ。これが梅毒の最初の記録である。

やがて母国に帰還したフランス兵は、この忌まわしい疫病をフランス国内に蔓延させた。シャルル八世のイタリア遠征は、ルネッサンス文化をフランスに導入するきっかけになったと言われるが、同時に梅毒という疫病を持ち帰ったのである。

この時代のヨーロッパは、ルネッサンスの風とともに性的解放が謳歌された時代でもある。こうした風潮のなかで、性行為という快楽に仲介される疫病は、瞬く間にヨーロッパ全土に蔓延していった。

2　最初の患者はどこから来たのか

「最初の梅毒患者さえ火あぶりにしていれば、この世の平和は守れたのに」

これはエラスムスが述べた言葉である。たしかに、一五世紀の末まで梅毒という病気はヨーロッパに存在しなかった。人々は存分に性の饗宴を楽しみ、快楽に酔いしれていたのである。それでは、この病気をヨーロッパに持ち込んだのは誰なのか。

この答えとして、コロンブス一行が新大陸から運んだとする説が現在では有力となっているが、アフリカ起源とする説も一部にはある。

梅毒はスピロヘータと呼ばれる細菌がおこす病である。もう一つ、スピロヘータがおこす病気としてフランベジアと呼ばれる皮膚病が知られている。この病気は古来からアフリカで流行しており、性行為ででではなく皮膚の接触で感染する病だった。症状も全身を侵すのではなく、皮膚の一部に病変をつくる軽いものだった。ヨーロッパでも、アフリカとの交流が活発になる中世末期から緩やかに流行するようになっていた。梅毒のアフリカ起源説は、このフランベジアが一五世紀末になり突然変異をおこし、重篤な性行為感染症に変化したとするものである。しかし、なぜこの時期に変異をしたのか理由が不明であり、この説には無理があるように思える。

かたや新大陸を起源とする説の有力な証拠として、一五世紀以前のインディオの骨にも、梅毒を疑う変化が見られる点があげられる。これはヨーロッパで発見される古い人骨にはない変化である。すなわち新大陸には、ヨーロッパで流行が始まる一五世紀末以前より梅毒が流行していた痕跡があるのだ。

ところがこの新大陸起源説の弱点は、コロンブスによる新大陸発見とヨーロッパでの梅毒の流行が、あまりにも近接した時間に発生していることにある。コロンブスが新大陸を発見し、スペインのパロスに帰着するのは一四九三年三月。梅毒がナポリでシャルル八世の軍隊を襲ったのは、一四九五年春の出来事なのである。わずか二年足らずの間に、梅毒は新大陸からヨーロッパに蔓延したというのだろうか。

そこで、この間の経緯をもう少し詳しく検証してみよう。

3　コロンブスとシャルル八世を結ぶ点と線

コロンブスが第一回の航海に出発したのは一四九二年八月三日のことだった。九〇名の船員とともにスペインのパロスを旅立った彼は、九月一二日、バハマ諸島のサンサルバドル島に上陸する。そこで暫し休息をとった後、一二月六日、現在のハイチとドミニカのあるエスパニョーラ島に上陸し、ここに拠点を建設する。

この島で、コロンブス一行は先住民のタノイ族と友好的に過ごしたことが記録されている。島の女性は皆、全裸であったそうだが、四ヶ月の禁欲的な航海を経た船員がそのような光景を見て、彼女たちと性行為に及ぶことは充分に想像される。もし、島の女性に梅毒の患者がいれば、この時点でヨーロッパ人にこの病は移植されたことになる。すなわち、ヨーロッパ人で最初の梅毒患者が発生したのである。

翌一四九三年一月四日、コロンブスは一部の船員をエスパニョーラ島に残しスペインへ帰国する。三月一五日、パロスに帰還したのはコロンブス以下四四名の船員と、新大陸から連れてこられた六名のインディオだった。この時点で船員たちの体調に異常はなかったとされているが、スペインの医師イスラが一五三九年に刊行した著書によれば、帰国直後に数名の船員が、原因不明の病気でこの医師の診察を受けたそうだ。

いずれにしても、船員たちは直ちにパロスの娼家に向かい、長旅の疲れを癒したことだろう。そうした享楽の果てに、梅毒はヨーロッパへの侵入を開始したのである。

その後、コロンブスはバルセロナのスペイン王宮で新大陸発見の報告を終え、一四九三年九月に再びエスパニョーラ島に向かう。この第二回の航海は、一五〇〇名の船員を率いる一七隻の大船団によるものだった。現地ではイザベラ市の建設に総力をあげるが、食糧不足などにより、翌一四九四年二月、一二隻の船をスペインに帰している。この船団が三月にスペインのカディスに到着する。そして第一回の航海と同様に、相当数の船員たちが梅毒を引き連れて娼家に向かったのである。梅毒はスペインの片隅で、疫病として流行する態勢を着々と整えていた。

カディスに船団が到着してから六ヶ月後の一四九四年九月、シャルル八世によるイタリア侵攻が開始される。彼の目的地は半島の先端で栄華を誇るナポリ王国であった。この王国は一三世紀の頃、フランス王家の一族であるアンジュー家の支配を受けていた。つまり、この遠征はフランスにとって故地を奪還するためのものだった。そして、対戦相手である当時のナポリ王国はスペイン王家の支配下にあったのだ。

シャルル八世挙兵の報に、ナポリにはスペインから多くの兵士が集まってきた。このなかには、スペインの片隅で流行を開始していた梅毒の患者も含まれていたことだろう。さらに、当時の戦争には欠かせない娼婦たちも、スペインから梅毒とともに駆けつけたのである。こうして、シャルル八世の軍隊を待ち受ける間に、ナポリの町では疫病が蔓延を始めていた。

この渦中に飛び込んだフランス兵たちは、短い悦楽の時を味わった後、梅毒の餌食となり地獄に堕ちる。シャルル八世自身もこの病の犠牲となり一四九八年に死亡している。こうして戦争という混乱の時代を経て、また、当時の性的解放の風潮にのって、新大陸から運ばれた梅毒はヨーロッパで爆発的な流行を見せるのだった。

4　藁にもすがる苛酷な治療

現在の梅毒は慢性的な感染症である。感染して間もなく陰部などに潰瘍が形成されるが、その後は発疹や皮膚の結節が見られる程度であり、あまり激烈な症状になることはない。ところが、ヨーロッパで流行が始まったばかりの梅毒は恐ろしいばかりの症状をおこし、患者を死に導いた。

症状はまず全身の発疹として出現し、やがてその部分は膿汁を放つ潰瘍に変化する。この潰瘍は皮膚を深くえぐり、顔にできると鼻や口が欠けることもしばしばだった。さらに骨には腫瘤が形成され、骨が砕けるような痛みをともなったという。患者は無惨な形相になりながら、全身の激痛にあえぎ、死を迎えるのだった。

こうした患者は藁にもすがる気持ちで苛酷な治療を受けた。まず潰瘍の部分には腐食剤を塗った焼きゴテがあてられる。そして高温の発汗室に入れられ、水銀軟膏による全身マッサージを受ける。このマッサージにより患者は全身から大量の汗を流し、さらに口から何リットルもの唾液を排泄する。このように体から悪い体液を出し尽くすことが、当時は梅毒に有効と考えられていた。しかし、水銀は副作用の強い薬品で、唾液を大量に排泄すること自体が、水銀中毒の症状と言えるだろう。さらに、この治療のために食事もとれず衰弱し、命を落とす者も多かったようだ。

当時の人々はこの新たな疫病の原因を隣国の仕業と考えていた。たとえばフランスではこの病気をナポリ病と呼び、ドイツではフランス病と呼んでいた。しかし、梅毒の原因が性行為にあることも、彼らは薄々と気づいていたようだ。やがて一五四八年にイタリアの医師フラカストロがこの病を詳細に検討し、それが患者との性行為により感染することを解明する。彼はまた、梅毒の症状が次第に緩和していることにも言及している。流行が勃発してから五十年余りが経過し、梅毒は激烈な急性感染症から緩慢に経過する慢性感染症へ変化を遂げていた。

5　特効薬グアヤックと王朝の存亡

治療法の面でも、それまでの苛酷な水銀治療にかわる、画期的な療法が新大陸からもたらされていた。それがグアヤックという薬草による治療法である。

グアヤックとは癒瘡木（ユソウボク）と呼ばれるハマビシ科植物の樹脂で、この植物はカリブ海地方を原産とするものだった。現在でも癒瘡木はジャマイカの国花に指定されている。一五〇〇年代初頭、エスパニョーラ島のサント・ドミンゴに滞在してたスペイン人のオビードは、この植物の樹脂が梅毒治療に有効であることを報告した。それによれば、「カリブの先住民はこの植物を使って梅毒を容易に治療している」というのである。

この報告を受けたヨーロッパの王侯貴族は、先を争ってグアヤックの入手に奔走する。それだけ当時のヨーロッパでは、貴賤にかかわらず梅毒が蔓延していた。

たとえばイギリスではチューダ朝のヘンリー八世が一五〇九年に即位していた。彼は、自分の離婚問題解決のため、ローマ教会の支配からイギリス国教会を独立させた人物で、生涯に六人の妻を娶（めと）っているように、かなりの女好きだったらしい。このヘンリー八世が梅毒に感染していたとの噂が絶えない。それというのも、この王は晩年、頭痛や不眠に悩まされ、精神に変調をきたしていた可能性がある。これは梅毒が慢性に経過し、脳症状を呈した状態に似ている。さらに、彼の妻たちは流産や死産で、なかなか子どもを授かることがなかった。また、やっと生まれてきた子どもたちも、エリザベス一世をのぞき性格に異常をきたし早死にしている。

梅毒の恐ろしさとは、こうした子孫への影響である。妊婦が梅毒にかかると、胎児は先天性梅毒になるケースが多い。ほとんどの場合は流産や死産となるが、もし出生しても先天性梅毒の症状が顕著に現れてくる。聴覚や視力障害とともに精神の発達が遅延し、若くして死ぬことが多いのだ。ヘンリー八世の子どもたちが先天性梅毒だった確証はないが、このチューダ朝はエリザベス一世を最後に断絶してしまうのである。

フランスでもバロア朝のフランソア一世が一五一五年に即位しているが、彼にも梅毒の噂がたびたびおこっている。彼はイタリアに遠征したシャルル八世の二代後の君主であるが、無類の女好きだったようだ。このフランソア一世が梅毒にかかったとする有名な話が、フェロン夫人との情事である。彼はパリの弁護士フェロンの妻に一目惚れし、たびたび王宮での情事を楽しんだ。これに夫のフェロンが嫉妬し、自らがパリの娼婦街で梅毒にかかり、この病を妻にうつしたのである。そしてフランソア一世も梅毒にかかったとする話だが、彼が一五四七年に亡くなった時の死因は、梅毒ではなく結核だったそうだ。

このように国王にまで及んだ疫病であるが故に、梅毒の特効薬グアヤックの入手は国家的な事業へと発展していった。そしてこの薬の入手を独占するのが、その原産地を支配していたスペインのカルロス一世、すなわち後の神聖ローマ皇帝カール五世である。

6　フッガー家によるグアヤックの独占

スペインのカルロス一世はハプスブルグ家の出身である。一五一六年に王位につくと、グアヤックの輸入は同家の御用商人であるドイツのフッガー家の手に委ねられた。

やがて梅毒治療薬・グアヤックの評判は、ヨーロッパ中に広がっていった。とくにこの時代の代表的詩人であるフッテンが、一五一九年に『薬品グアヤックとフランス病』という著作を出版するにおよび、その人気は沸騰する。フッテン自身も梅毒にかかっており、この薬の治療により回癒した模様を綴ったものだった。さらに、この年にはドイツ・ライプチヒ大学医学部のシュトローマ教授が、グアヤックの効果を述べる論文を発表し、これも人気を博する一因となった。このシュトローマ教授はフッガー家の御用学者とも呼ばれており、同家のためにこうした論文を発表したのだろう。

こうして一六世紀の前半には、グアヤックは梅毒の治療薬としての地位を築いていった。

フッガー家はこの薬の輸入により巨万の富を獲得し、その金は、カルロス一世が神聖ローマ皇帝になる資金にあてられたそうだ。

ところが、ここに一人の医者がグアヤックの治療効果に異議を唱える。その名はスイス生まれの医師パラケルススである。彼は医学分野でのルネッサンスを実行した人物として、その名を後世に遺しているが、一五二九年にニュールンベルグで発表した論文「フランス病の起源と由来」が物議を引きおこす。彼はこの論文の中で、グアヤックの効果を真っ向から否定したのである。

パラケルススは錬金術に精通していたため、鉱物である水銀による治療を推奨し、グアヤックのように植物を用いた治療には批判的だった。さらに巷では、グアヤックを用いたにもかかわらず、治療に失敗するケースが数多く見られていた。

パラケルススの批判に対して、フッガー家は主力商品の売上を守るため、陰湿な手を使ってこれに応じる。ニュールンベルグ市会の名を持って、彼の論文を出版停止にしてしまったのである。パラケルススはその弾圧に屈し、それ以降はグアヤック批判を諦めるが、その後はこの薬の評判も翳(かげ)りを見せ、一六世紀末にフッガー家はグアヤックの輸入から撤退する。

このグアヤックの梅毒への効果に関して、現在ではパラケルススの述べるように、効果がなかったとする意見が大勢を占めている。しかし、果たしてそれは真実だろうか。カリブの先住民が治療に用いていたとする報告は誤りだったのか。たとえばマラリアの特効薬として発見されたキナ樹皮のように、新大陸での伝統医療は実際に効果を持つものが少なくない。しかも、まったく無効な薬が一〇〇年近くも使用されるだろうか。

そこで、実際にグアヤックによる治療がどのようなものだったかを見てみたい。

7　グアヤックは塗るべきだった

フッガー家の本拠地である南ドイツのアウグスブルグに、フッゲライと呼ばれる施設があった。これはフッガー家が社会事業の一環として建設した救貧施設であるが、この中に社員専用の梅毒治療施設「木の家」があった。フッガー家の社員であっても、梅毒にかかる者は少なくなかったようだ。ここでの治療に、グアヤックが用いられていたことは言うまでもない。それは次のような治療法だった。

まず、患者は蒸気の満たされた高温の部屋に入り、下剤をかけられる。多量の汗をかきはじめたら、グアヤックの煎じた液を服用するのである。患者はさらに多量の汗をかく。このような治療を二ヶ月近く行うのだった。

この治療法は、汗とともに体内から悪い体液を排泄してしまう方法で、基本的には水銀治療と同じ原理である。実際に、グアヤックを飲めば発汗作用があることは現代医学でも確認されており、この作用を治療に用いたのだった。悪い体液により梅毒がおこるという当時の考え方に従えば、グアヤック治療は理にかなった療法であるが、そんな治療法がこの病気に無効であることは、現代医学では明白である。ところがグアヤックには、発汗作用以外にもう一つ重要な効果があった。

グアヤックの主要成分であるグアヤコン酸は、酸化されるとアーズレンという青色の物質に変化する。このアーズレンは抗炎症作用に優れ、現在でも胃薬やカゼ薬の成分となっている。さらにアーズレンを皮膚に塗れば、皮膚の炎症や潰瘍に効果があることも明らかになっている。

流行当初の梅毒は、皮膚に大きな潰瘍をつくる病気だった。その潰瘍表面には酸化剤となる活性酸素が多量に存在する。ここにグアヤックを塗れば、それは容易に酸化されアーズレンに変化する。そして皮膚の潰瘍を治癒させる可能性があるのだ。それは梅毒の病原体を殺す根治療法ではないが、潰瘍を治療する対症療法だったではないか。

カリブの先住民は、このようにグアヤックを梅毒患者の皮膚に塗って治療していた可能性がある。それをヨーロッパ人は発汗作用だけに注目し、飲んでしまったのである。これでは効果がない。フッゲライでは時として、グアヤックを煮てその蒸気を浴びる治療も行っていた。これは皮膚にグアヤックを塗るのに近い療法であり、梅毒患者にもある程度の効果があったことだろう。このように、当時のヨーロッパの人々は、グアヤックの使用法を間違っていた可能性がある。しかし一部の患者は蒸気を浴びる療法を用い、一定の効果が見られたのではないか。これがグアヤックの評判を一時的に高めたものと考える。

8　近世ヨーロッパの幕を開ける

一七世紀になるとグアヤックによる治療は衰退し、再び水銀治療が脚光をあびてくる。この頃になると水銀にも改良が加えられ、副作用の発生は随分と少なくなっていた。この治療法はある程度の効果をあげたが、それも梅毒の症状が次第に緩和されたことに由来するのかもしれない。一七世紀以降は、感染直後の症状よりも、一〇年近くしてからおこる神経梅毒のほうが恐れられていた。

やがて一九〇五年にドイツのシャウジンが、梅毒患者の血液中に病原体であるスピロヘータを発見し、これを *Treponema pallidum* と命名する。この発見により梅毒の治療は格段に進歩した。一九一〇年にはドイツのエールリッヒが日本人の秦佐八郎とともに、砒素製剤のサルバルサンを開発し、これが梅毒の特効薬となる。さらに第二次大戦後、ペニシリンが梅毒治療の第一選択薬になるにおよび、梅毒は完治しうる病となったのである。それは、ヨーロッパにこの病が上陸して四五〇年が経過した時点での出来事だった。

このように梅毒はルネッサンス期のヨーロッパを襲い、当時の人々を恐怖に陥れた。だが、それは中世の束縛から解放され、性的な解放感を味わう風潮に大きな歯止めをかける結果にもなった。この時代に発祥したイギリスのピューリタニズムにも、梅毒の流行は大きな影響を及ぼしているのである。

それとともに、この時代は中世の封建社会から近世の絶対主義王政への移行期でもあった。ヨーロッパ各国の王権はこの時代に強化されるが、女性との情事が絶えない君主たちは梅毒の餌食となり、国内の混乱を招いている。さらに一六世紀後半には、イギリスのチューダ朝、フランスのバロア朝、ロシアのルーリック朝の断絶がおこっているが、その原因にも梅毒が関与しているようだ。こうした国内の混乱や王朝の断絶を経て、近世の絶対主義王政が確立される。

梅毒の流行は、ヨーロッパの中世社会が終焉した後の不安定な社会状況のなかに発生した。この疫病の流行を経て、不安定な社会は政治的、倫理的にも秩序を回復し、近世の幕開けを迎えるのである。

第四章

征服者たちの秘密兵器　天然痘（一六世紀・新大陸）

1 『ベルサイユのばら』のおぞましい光景

池田理代子原作の劇画『ベルサイユのばら』はマリー・アントワネットの波瀾の人生を描いた作品である。この中に、主人公の舅であるフランス国王・ルイ一五世の臨終場面が登場するが、それはまさに、ぞっとする光景で描かれている。この権力の頂点をきわめた君主は、天然痘で死亡したのだった。

ルイ一五世はブルボン王朝の最盛期に君臨した王であるが、六〇年近くにも及ぶ治世の間に多くの領土を失い、国内的にも経済を疲弊させた。むしろ彼の名を有名にしたのは、その好色さ故で、とりわけポンパドール夫人やデュバリエ夫人は、彼の愛妾として歴史に名を残している。それだけにルイ一五世は美男であったが、その最期は悲惨なものだった。

一七七四年四月二七日、彼は狩猟中に高熱を発し、ベルサイユ宮殿に帰還する。やがて彼の顔に不吉な赤い発疹が出現すると、宮廷内は大騒ぎとなった。それから数日後、発疹は膿を持ち、激痛が彼の体を覆うことになる。それとともに、美男として一世を風靡した彼の顔は、見るも無残に崩れ落ちていくのだった。五月七日に死を覚悟したルイ一五世は、愛するデュバリエ夫人に宮廷を去るよう命ずる。それは死を目前にして神に懺悔する意味とともに、自分の醜い姿を見られたくないという気持ちもあった。そして五月一〇日、約二週間の苦しみの果てに、ルイ一五世は他界するのである。この一連の出来事を『ベルサイユのばら』では、ルイ一五世の変わり果てた姿とともに、次のように結んでいる。

「ものすごい臨終の苦しみは終わった。黒々とふくれあがり、腐りはてて、顔も見分けがつかぬほどになったルイ一五世の逝去であった」

天然痘は一九七七年に東アフリカのソマリアで発生した患者を最後に、地球上から根絶された。しかし、それまで数千年の間、この疫病は人間社会に多くの不幸をもたらしてきた。とりわけ、一六世紀以降に新大陸のインディオの間でおこった流行は、彼らの文明までを破壊してしまったのである。

2　農耕社会がもたらした不幸

天然痘は患者が発する飛沫により感染するウイルス疾患である。咽喉に付着したウイルスは血液中に侵入し、この時点で患者は高熱を発する。しかしそれは、これからおきる不幸の第一幕に過ぎない。皮膚に到達したウイルスは、そこで増殖を開始する。顔や手足などに赤い発疹がでると、第二幕の始まりである。発疹は急激に拡大し、皮膚全体を覆うようになる。そしてすべての発疹が膿を持つようになった時に、患者は全身の痛みを訴えながら悶え苦しむ。それは、全身の火傷で皮膚が溶けおちる状況に等しいのである。

ルイ一五世のように、苦しみの極期に患者の多くは死に、残りの者はそれから一～二週間して回復を迎える。だが、それは完全な回復ではない。発疹は醜い痘痕（アバタ）となり、一生涯にわたり患者を苦しめるのだった。あまりの変わりように、患者の女性が婚約を破棄されるケースも少なくなかった。この醜い痘痕を隠すため、顔に漆喰のような白い粉を塗る者もおり、これがオシロイの起源になったそうだ。

それでは、この病気の流行はいつ頃から始まったのだろうか。歴史上で最初の確実な患者は、紀元前一一五七年に死亡したエジプト第二〇王朝のラムセス五世とされている。この王のミイラは今でもカイロの博物館に眠っており、その顔面には痘痕がはっきりと残っているのである。しかし、それよりもずっと昔から天然痘は蔓延していた。

天然痘ウイルスは人間にしか感染しない病原体であり、人類が誕生した後に生まれたウイルスであることは確かなようだ。地球上のどこで天然痘ウイルスが誕生したかについては諸説あるが、東南アジアかアフリカのジャングルとする説が有力である。ジャングルの中で、本来は動物に流行していたウイルスが、突如として人間を襲ったのである。

しかし人口が希薄な時代に、この病気が蔓延することはなかった。なぜならば、天然痘のように人から人へ飛沫感染する病気の流行は、人口密度が高いことが前提となる。そのような状況になるのは、人類が一定の進化を遂げて、農耕社会を形成する時代を待たなければならない。それは今から約六〇〇〇年前のことだった。やがて流行は、その当時の人口密集地帯である四大文明の発祥地に及び、そこで猖獗(しょうけつ)をきわめる。

3　高貴な人が恐れる病

ローマ帝国がエジプトやメソポタミアを支配する紀元前後になると、ヨーロッパでも天然痘の散発的な流行が発生してくる。たとえば一六五年、シリアで勃発した流行は一六六年にローマ市にも波及し、最終的には帝国全体の人口の四分の一が失われる大惨事となった。やがてイスラム勢力がヨーロッパへの進出を開始する七世紀になると、天然痘はヨーロッパに常在する疫病となっていった。

近世のヨーロッパで、この病気は小児期にかかる病の一つだった。現代であれば麻疹や水痘のような病気である。重症度も次第に弱くなり、この病で命を落とすことは少なくなる。しかし、時に失明など重い後遺症をおこすこともあった。たとえば、作曲家のモーツァルトは十一歳の年にウィーン近郊で天然痘にかかり、その極期には九日間も視力を失っている。幸いにも視力は回復したが、もし失明していたら、この天才作曲家の音楽も大きく変わっていたことだろう。

このように当時の庶民にとって、天然痘は小児の通過儀礼的な病であったが、高貴な人々になるとそうもいかない。庶民の生活から遠い世界に暮らしていると、この病気にかからず成長することも多かった。このような人々が大人になり感染すると、きわめて重篤な症状となる。ルイ一五世も六十四歳という高齢で感染したために、命を落とす事態になったのである。

大英帝国の基礎を築いたエリザベス一世も、女王に即位してから四年目に天然痘にかかっている。幸い一命はとりとめたが、それ以降、彼女の顔には生涯をとおして痘痕が残っていた。彼女は公式の場で、いつも顔に厚いオシロイを塗っていたそうだが、痘痕を隠すことが目的だったのだろう。

このように近世のヨーロッパ社会では、高貴な人々にとって天然痘は依然として恐ろしい病であった。だが、この時代に新大陸のインディオが味わった恐怖は、それを遙かに凌ぐものだった。この集団は、それまでこの病気にまったく、かかったことがなかったのである。

4　コルテスの援軍

コロンブスが新大陸を発見した一四九二年以降、この大陸を手中に納めたスペインはカリブ海のエスパニョーラ島を拠点に植民活動を行っていた。やがてキューバ島の征服を終えた一五一八年、この両島で天然痘が蔓延する。スペイン人たちは小さい頃にかかっていたので被害はほとんどなかったが、先住民のインディオたちはこの疫病で次々に死んでいった。それまでもスペイン人の酷使や虐殺によりインディオの数は減少していたが、この疫病の流行により、その人口はコロンブスの来る前の七分の一に減少してしまった。

新大陸には、元々、疫病がなかったと考えられている。インディオの古い記録を見ても、人口が急激に減少するのは飢饉や戦乱の後であり、疫病が流行したとする記録は見あたらない。広い土地に分散して暮らしていたこと、さらには旧大陸と隔絶した生活を営んでいたことが幸いしたのだろう。しかし逆に見れば、不幸にもインディオたちは疫病への抵抗力をまったく持たずに、一六世紀まで生活していたのである。こうした状況で一五一八年の流行は発生するが、それは、これから先に新大陸でおこる悲劇の前奏曲にすぎなかった。

この流行の渦中にあった一五一八年一一月、フェルナンド・コルテスが三〇〇人の兵とともにキューバのベラスケスを出帆する。彼がめざしたのは、メキシコ高原にある伝説のアステカ帝国だった。ユカタン半島に上陸したコルテスは、途中でインディオとの小規模な戦闘を繰り広げながら、一五一九年一一月には帝国の首都であるテノチティトランに到着する。この町はメキシコ高原の湖に浮かぶ水上都市で、二〇万人の人口をかかえていた。コルテスはこの国の皇帝マンテスマを上手に懐柔し、ほとんど戦闘を交えることなくテノチティトランの占領に成功する。

しかし翌一五二〇年四月に状況は大きく変化した。コルテスの成功を嫉むキューバのスペイン人たちが、大挙してユカタン半島に上陸したのである。それとともに、ユカタン半島からメキシコ湾岸にかけて天然痘がインディオの殺戮を開始した。おそらく、新参のスペイン人のなかに天然痘の患者が紛れていたのだろう。コルテスは少数の兵を首都に残し、新参のスペイン人たちの鎮圧に向かうが、この間にアステカ側がテノチティトランを奪還してしまう。まだ、この時点で天然痘は中央高原に達していなかった。

一五二〇年六月、新参のスペイン人を平定したコルテスは、一〇〇〇人以上の兵力でテノチティトランへの突入を試みる。しかし、今回はアステカ側との間で壮絶な戦闘が繰り広げられた。アステカ側の抵抗は頑強で、最終的にコルテスは数多くの兵を失い、命からがら撤退するのだった。スペイン人たちは、この撤退が完了した七月一日の夜を「悲しい夜」と呼んでいる。

しかし、この夜はアステカ側にとっても「悲しい世界」の始まりだった。戦勝気分に浮かれるインディオたちを襲ったのは、コルテスの兵士が持ち込んだ天然痘だったのである。この未知の病に、多くのインディオは苦痛の悲鳴をあげながら死んでいった。テノチティトランは疫病の支配する阿鼻叫喚の町と化したのである。

このような事態を迎えて、アステカ側はコルテスを追撃することができず、彼に再起の時間を与えてしまう。そして翌一五二一年六月、入念に準備をしたコルテスは、アステカ側に反感を持つ一〇万人以上のインディオを従えて、テノチティトランの攻略に成功するのだった。その後もコルテスは、天然痘で疲弊した帝国を短期間のうちに平定し、スペインの支配を確立する。

5　文明の征服

新大陸での天然痘の流行は南米にも波及し、一五二五年には最盛期を迎えていたインカ帝国領内にも達した。この流行で皇帝クイナ・カパクをはじめ多くの皇族や役人が犠牲となり、帝国内は大混乱に陥る。

こうした時期に帝国領内に侵入したのがフランシスコ・ピサロである。彼は一五三一年にペルーの中部海岸に上陸し、わずか五〇〇人の兵力で一五三三年にはインカ帝国を征服している。国内が混乱していたために、組織だった抵抗はほとんど受けなかったのである。

このようにスペインによるアステカ、インカ両帝国の征服には、天然痘が大きく関与しているが、その影響力はどれ程のものだったのか。スペインによる征服がきわめて少ない兵力で、短期間のうちに成し遂げられたのは事実であるが、馬や火器の使用という軍事的な優位性、さらに指揮者たるコルテス、ピサロの戦略が大きな要因となった。

しかしアステカ帝国の場合、天然痘の流行がコルテスの再起を促したことは確かである。また最終的な首都攻略の際も、天然痘のためにアステカ側兵士の数はかなり減少しており、これがコルテスに幸運をもたらしたようだ。一方、インカ帝国でも、天然痘により国内が混乱していたことが、征服を容易にしたと言えるだろう。

だが、こうした軍事的な征服以上に、天然痘は文化的な征服に大きく関与していた。この疫病はインディオにとって致死的な病であるのに、スペイン人にはほとんど症状をおこさない。このような状況を目のあたりにして、インディオは自分たちの神は無能だと考えた。むしろスペイン人の信じる神のほうが優れていると思うようになった。そして彼らは自分たちの神を棄て、容易にキリスト教に改宗したのである。

さらに天然痘による大きな影響は、人種面での征服である。コロンブスが新大陸を発見する前にアステカ帝国には約二五〇〇万人、インカ帝国には約一〇〇〇万人のインディオが住んでいた。これが一六世紀の中頃には、それぞれ三〇〇万人、一三〇万人と大きく減少しているのである。この原因はスペイン人による殺戮や食糧の搾取、さらに出生率の低下もあったが、天然痘による大量殺戮も大きな要因になっている。もちろん、麻疹やインフルエンザなど、その他の疫病の流行も死亡の原因になっているが、天然痘がインディオの人口減少に与えた影響は相当なものだったのである。

このように軍事的な帝国の征服だけでなく、文化、人種の征服においても天然痘は大きな影響を及ぼした。まさに征服者の秘密兵器は、インディオの文明を消滅させたと言っても過言ではないだろう。

6　北米への波及

中南米に恐怖と悲劇をもたらした天然痘の流行は、やがて北米にも波及する。一六二〇年にイギリスのピューリタンが上陸した北米のプリマスでは、植民地の建設が着々と進んでいた。そんな最中の一六三三年、この町を中心にマサチューセッツ湾一帯で天然痘の流行が勃発する。この流行は周囲にあるインディオの集落にも波及し、多くの死者をだす結果となった。

これ以降も北米では天然痘が各地で猛威をふるうのだが、中南米での流行と違い、この地ではヨーロッパ人の入植者たちも病に倒れることが多かった。北米には家族単位で入植する者が多く、植民地で誕生する子どもの数も相当数にのぼった。こうした子どもたちが次の世代の植民者になるわけだが、彼らは小児期に天然痘の洗礼を受けずに成長していた。そこに天然痘の流行がおこれば、インディオだけでなく、現地生まれの植民者たちも次々と病に倒れるのだった。

こうした現地生まれの北米植民者を中心にして、一七七五年にアメリカ独立戦争が勃発する。この戦いにおいても天然痘は重要な役回りを演じている。植民地軍の兵士はイギリス本国軍に比べて、明らかに天然痘への抵抗力という点で劣っていた。植民地軍の総司令官であるジョージ・ワシントンはこの点を憂慮し、自軍の兵士に種痘の接種を命じている。この時点で種痘はまだ安全性が確立されていなかったが、そのリスクを冒しても接種するだけの戦略的価値があった。しかし、この病気はカナダ戦線の戦闘で大きな影響力を及ぼす。

当初、植民地軍に加わっていたのは東部の一三州であるが、これを一四州にしようとする動きがあった。一四番目の州とはイギリスの直接支配を受けるカナダである。一七七五年八月に植民地軍はカナダ領内に進撃し、一一月にはモントリオールを占領する。さらにイギリス軍の本拠地があるケベックの攻略に移るが、ここで戦線は膠着してしまう。

だが、翌一七七六年五月にイギリス本国から援軍が到着するのと時を同じくして、植民地軍の兵士たちに天然痘が蔓延する。この結果、植民地軍は総崩れとなりカナダから撤退することになった。現在でもカナダはアメリカ合衆国の外にあるが、この枠組みを形成した要因の一つが天然痘の流行なのである。

一八六一年にアメリカ大統領に就任したリンカーンも天然痘に苦しんだ。いや、彼の場合は天然痘に支えられたと言ってもいいだろう。それは、一八六三年の「ゲティスバーグの演説」に関する出来事である。

この演説は「人民の、人民による、人民のための政治」という言葉で、ご記憶の方も多いことだろう。名演説として現代まで語り継がれているが、じつは、この時にリンカーンは天然痘にかかっていた。すでに発熱がみられ、演説中は意識が朦朧としていたようだ。このため、演説の時間は僅か五分と異例の短さだった。演説が終了した後、リンカーンは倒れるように列車に乗り込み、ワシントンに辿り着く。天然痘の初期は発熱で気分が高揚することが多く、リンカーンもそんな状態だったからこそ、あんな名演説が打てたのかもしれない。

7　赤い光の効果

話はコルテスやピサロの時代に遡る。

彼らに新大陸の征服を命じたのは、スペイン国王のカルロス一世だった。この人物は梅毒の章でも述べたように、一五一九年に神聖ローマ皇帝のカール五世として即位するが、この皇帝即位にあたり巨額の出費がかさみ、それを埋め合わせるために征服を命じたとの説も唱えられている。

このカルロス一世も幼少時に天然痘にかかり、生死を彷徨（さまよ）った経験がある。この時に彼は赤い着衣を纏（まと）い、看護人にも同様の服装をさせていた。病室の装飾もすべて赤で統一し、赤い光で部屋の中を充満させていたという。こうした赤色光線療法は、古くからヨーロッパで天然痘の治療に用いられていた。エリザベス一世が天然痘にかかった時も、医師は深紅の布を身に纏い治療にあたったと記録されている。

江戸時代の日本でも天然痘の患者が発生すると、枕元に赤い絵馬を置いて患者の回復を祈る風習があった。また元禄の頃より、天然痘患者の看護人は赤い衣服を着用していたという。このように洋の東西をとわず、古来から赤色は天然痘の治療に効果があるとされていた。これは天然痘をおこす悪魔が赤い色を嫌うためとか、発疹の色が赤いほど予後がいいので、それを促すためなど、色々な説がある。いずれにしても、古来から世界各地で赤い色が治療に用いられていたという事実は、この色が天然痘に何らかの効果を発揮していたと考えざるをえない。さらに不思議なことには、天然痘が流行していた昭和二〇年代の日本の医学書にも、天然痘の治療法として「赤い布を病室の窓に掲げると、化膿を軽減し痘痕を防ぐことができる」と記載されているのである（『皮膚科学教本』横山右吉、田村一著、鳳鳴堂書店、一九四六年）。

この赤色光線療法の科学的な解明は、一九世紀末にデンマークの医師フィンセンによって試みられた。彼は一八九三年にこの療法を政府に提唱し、その効果で一八九四年にコペンハーゲンで天然痘が流行した際には、多くの患者の痘痕が軽減されたそうだ。彼が考案した赤色光線はフィンセン灯と呼ばれ、これは皮膚結核の治療にも応用された。この結核治療に関しては炎症を抑える効果が科学的に証明され、この業績により彼は一九〇三年にノーベル医学賞を受賞している。天然痘についても同様な効果が期待されるが、その流行が終息した現在では、赤い光が天然痘にどのような効果を持つのか、謎のままなのである。

ところで、赤い色素はもともとヨーロッパでは貴重品だった。それを頻繁に用いるようになったのは、一六世紀以降、新大陸からコチニールと呼ばれる色素が輸入されるようになってからである。

この色素はサボテンに寄生するカイガラムシの分泌液から精製されたもので、一九世紀末に合成着色料が開発されるまで、染め物や口紅などに多用されていた。そもそもは、スペイン人がアステカやインカを征服する際、インディオの服装が鮮やかなのに驚き、その原材料を探し求めたという。こうしてコチニールの輸入はスペインにより独占されるが、この利益は金策に追われるスペインのカルロス一世の台所を潤し続けた。彼は天然痘を新大陸に輸出しておきながら、その病気に効果のある赤い色素の輸入を独占したわけで、なんとも皮肉な話である。

8　新大陸の社会を育成する

新大陸での流行をはじめ、人類を数千年にもわたり脅かし続けてきた天然痘も、ついに終わりの時を迎える。

それは一七九六年にイギリス人の医師ジェンナーが、安全な種痘を開発したことに始まった。彼は「牛痘にかかった搾乳婦は天然痘にかからない」という噂を耳にし、この快挙に至る。牛痘とは牛の天然痘のことで、このウイルスは人間に感染しても病害はほとんどおこさない。それまでも、天然痘患者の膿汁を接種すれば感染が予防できるとの考えがあり、インドでは紀元前一世紀頃より、中国でも一〇世紀頃から人痘接種が行われていた。しかし、この方法は大変に危険なものだった。天然痘ウイルスそのものを接種するため、実際に天然痘にかかる者が相当数いたのである。これを改善すべく、ジェンナーは牛痘ウイルスを接種する新しい種痘を開発したのだ。

この安全な種痘は、その後、世界中に普及し、天然痘を駆逐していった。そして一九八〇年五月五日、WHOはジュネーブの総会で正式に天然痘の根絶を宣言した。数千年にもわたり、人間社会に不幸をもたらしたウイルスに、人類は勝利を納めたのである。

しかし、それは本当の勝利だったのだろうか。正確に言えば、天然痘という病気は消滅したが、天然痘ウイルスは地球上に存在している。公式な保管先は、米国・アトランタの疾病管理センターとロシア・モスクワのウイルス研究所である。これ以外にもウイルスを保有している国が、少なからずあるようだ。また現代の遺伝子工学の技術を用いれば、ウイルスを再生させるのはそんなに難しいことではない。そして今、このウイルスが生物兵器として使われようとしているのである。

もし天然痘ウイルスが東京に撒かれたとしよう。そこは人口密集地帯であり、流行は急速に拡大するはずだ。このウイルスを吸い込んだ者の八〇％は天然痘を発病する。そして恐ろしいのは我々の抵抗力である。種痘が日本で中止されたのは一九七六年のことで、現在の日本人は天然痘ウイルスにまったく抵抗力を持っていない。それはヨーロッパ人が侵略する前の、新大陸のインディオと同じ状況なのである。少なくとも患者の五〇％近くは死亡することになるだろう。

コルテスやピサロは無意識に天然痘ウイルスを新大陸に持ち込み、そこで文明の破壊という蛮行をするに及んだ。その結果、新大陸には新たな文明が誕生し、その社会は天然痘の流行とともに成長していった。有史以来、文明の破壊はたびたびおこっているが、新大陸での天然痘の流行ほどに、短期間で完膚なきまでに文明が破壊されたケースは少ない。

現代社会には、そうした文明の破壊を意識的に企む独裁者が跋扈（ばっこ）している。それは人類、そして文明への愚劣な挑戦と言わざるをえないだろう。

第五章　伝説のプラントハンター　マラリア（一九世紀初頭・植民地）

1　植民地での挨拶

一九八五年のアカデミー作品賞を受賞した映画『愛と哀しみの果て』の舞台は、一九一三年のイギリス領東アフリカ（現在のケニア）である。アフリカの大自然を背景にして、農園を経営するデンマーク人女性カレン（メリル・ストリープ）と、英国人狩猟家デニス（ロバート・レッドフォード）のロマンスが壮大に描かれている。

この映画の冒頭で興味ぶかい会話がある。東アフリカに到着したばかりのカレンが、デニスの友人と挨拶を交わす場面である。

友人が問いかける。「キニーネは？」

カレンが微笑みながら答える。「ええ、飲んでるわ」

これだけの会話だが、そこにはマラリアと人類の長い格闘の歴史が潜んでいるのである。

一六世紀よりヨーロッパ諸国は、植民地獲得に向けて世界各地へ船出を開始する。そんな彼らを待ち受けていたのは、壮絶なる風土病の洗礼だった。とくにアフリカ大陸は「白人の墓場」と呼ばれる程に風土病の巣窟で、その内陸部への道は固く閉ざされていた。こうした風土病のなかでも、とりわけ多くの命を奪ったのがマラリアである。

たとえば一五五三年にイギリスの船が、奴隷貿易のため西アフリカのギニア湾に停泊していた。この船には当初一四〇人の船員が乗船していたが、このうち一〇〇人近くがマラリアにより死亡している。これは海岸地帯での出来事であり、内陸部ではさらに多くの犠牲者がでたことだろう。こうした状況は一九世紀になっても続いており、この頃までにアフリカ大陸に築かれた植民地は、海岸地帯にのみ限局していた。

この時代にヨーロッパ諸国が植民地を拡大するには、マラリアの脅威をなんとか克服する必要があった。その切り札として登場するのがキニーネである。

2　悪い空気でおこる病

マラリアは熱病の一つとして、紀元前一五〇〇年頃のインドや中国の古書にも記録されている。また古代ギリシアの医学者ヒポクラテスは、自著の中でこの熱病に関する詳細な記載を残しており、マラリアの原因が沼地の悪い空気でおこると述べている。

マラリアは蚊によって媒介される病気である。しかしそれが明らかになるのは一九世紀末のことで、それまではヒポクラテスが述べるように、沼地から湧き上がる悪い空気が原因と考えられていた。イタリア語で悪いはmal、空気はariaで、これがマラリア（malaria）の語源となっている。事実、マラリア患者は沼地の周辺で発生した。これは、マラリアを媒介するハマダラ蚊が沼地で繁殖するためだが、その理由はともかくとして、古来より人々は沼地に近寄ることを恐れた。

ローマ帝国の末期には、イタリア半島でこの病気が疫病としての様相を呈するようになる。それは、属州からマラリア患者が大量に流入したこと、戦乱により河川の整備が滞り、沼地が数多く生まれたことなどに起因する。現在のローマの玄関口であるレオナルド・ダビンチ空港周辺はこうした沼地の一つで、二〇世紀初頭まで世界有数のマラリア流行地だった。

このように文明社会では古来よりマラリアが蔓延していたが、その外に位置するアフリカ大陸ではさらに悲惨な流行がおこっていた。そこでは、最も死亡率の高い熱帯熱マラリアが流行していたのである。

マラリアには幾つかの種類がある。このうちでも熱帯熱マラリアは最も悪性で、現代でも治療をしなければ数日で死亡してしまう。蚊の吸血により体内に注入されたマラリア原虫は、血液中を流れる赤血球を寄生場所とする。そこで原虫は栄養を吸収しながら増殖し、あげくの果てに赤血球を破壊する。この時期に高熱がおこるのである。熱帯熱マラリアの場合は、血液の中で原虫が無制限に増殖するため、高度の貧血とともに脳や腎臓の機能が荒廃し、そして死が訪れる。

熱帯熱マラリア原虫が人間に寄生するようになったのは、約六〇〇〇年前のアフリカの熱帯雨林とされている。しかし、その後しばらくは、この病気が大きく流行することはなかった。ところが、二〇〇〇年程前に、アフリカの内陸部に農業が導入されるようになると、この病は猖獗をきわめるようになる。環境破壊や人口増加により、熱帯熱マラリアが人間社会に襲いかかってきたのである。この地で生活していたバンツー族は、絶滅の危機に瀕していた。

こうした悲惨な状況のなかで、ある特殊な体質の者だけは、マラリアの脅威から生き残ることができた。それは赤血球が円型でなく鎌型をした体質の者で、これを鎌状赤血球症と呼ぶ。この病気は貧血をおこす遺伝病だが、多くは無症状で経過する。さらにこの体質があれば、マラリア原虫は赤血球の中で増殖できないのである。こうしてアフリカ大陸では鎌状赤血球を持つ集団だけが、マラリアの死から免れることができた。だが、ヨーロッパ人でこの体質を持つ者は少なく、もし彼らがこのような土地に立ち入れば、間違いなくマラリアの餌食になるのであった。

3　キナ樹皮の発見

アフリカで発生した熱帯熱マラリアは、その後、世界の熱帯地方に広く拡散していった。そして一六世紀になり、こうした場所で植民地を営むヨーロッパ人は、次々にマラリアで命を落とすことになる。ヨーロッパ諸国にとって、植民地経営を円滑に進めるためには、マラリアを克服することが至上命題となっていた。

やがて南米に滞在するイエズス会の宣教師から朗報がもたらされる。それはマラリアの特効薬であるキナ樹皮の発見だった。

もともと新大陸にはマラリアという病気がなかったと考えられている。たとえば、一五四二年にスペインの探検隊がアマゾン河を南下した時のことである。現在、この地域は世界有数のマラリア流行地になっているが、探検隊のなかで熱病で死ぬ者は一人もいなかった。これは、この時代にアマゾンではマラリアが蔓延していなかったことを意味している。

しかし、アフリカから多くの黒人奴隷が新大陸に運ばれる一六世紀中頃になると、この大陸でもマラリアの流行が始まる。入植活動を進めていたヨーロッパ人たちは、自らが持ち込んだ病に苦しめられるのだった。

マラリアに苦しんだのはインディオも同様だった。しかし、彼らはこの病に効く秘薬を持っていた。それが、南米アンデス山脈の東側に自生するキナノキという高山植物である。古くからこの植物の樹皮は、南米のインディオの解熱剤や強壮剤として用いられていた。そこで、マラリアの流行がおこると、彼らはこの熱病の治療にもキナ樹皮を用い、著明な効果のあることを確認したのである。だが、キナ樹皮はインディオの秘薬で、ヨーロッパ人は暫くの間、その存在すら知ることはなかった。やがて一六三〇年代になり、南米で布教活動を行っていたイエズス会の宣教師たちが、この秘薬の存在と効果を知ることになる。この朗報はただちにヨーロッパに伝えられた。

この時代のヨーロッパでは、マラリアがローマ帝国以来の流行をおこしており、伝来当初のキナ樹皮はヨーロッパ王侯貴族の治療に珍重された。しかし、その効果は必ずしも良好とは言えなかった。キナノキの種類によっては有効成分が少ないことがあり、また服用方法もまちまちだったのである。その後、一七世紀末になり、イギリスの医師シデナムや薬剤師タルボットにより服用法が確立されると、キナ樹皮はヨーロッパや植民地でのマラリア治療薬として広く使用されるようになる。この薬草の原産地を支配していたスペインの国庫は、キナ樹皮の需要増加で大いに潤うのだった。

4　キニーネの精製と争奪戦の始まり

キナ樹皮の効果が明らかになっても、植民地でのマラリアは依然として猛威をふるっていた。この薬は現地の高官や富豪の手には渡ったものの、とても下々の植民者まで行きわたる量ではなかった。さらに、たとえ服用しても、治療に失敗することが依然として少なくなかったのである。

こうした状況が変化するのは一八二〇年のことだった。この年にフランスの薬剤師カペントウとペルティィエは、キナ樹皮から有効成分キニーネの精製に成功する。それまではキナノキの種類によってキニーネの含有量に差があり、それが治療の効果を左右していたが、キニーネが精製されたことで、確実な治療が保障されたわけである。

このニュースは世界中に伝わり、キニーネによるマラリアの治療、さらには予防が広く行われるようになる。とくにこの時期は、一九世紀中頃から始まる帝国主義の時代を前にして、ヨーロッパ各国が植民地でのマラリア対策に大きな力を注いでいた。各国は国家プロジェクトとして、キナノキの入手やキニーネの生産に奔走するのである。

ところが南米の原産地にも大きな変化がおこっていた。一八二〇年代にペルーとボリビアがスペインの支配から独立し、以前よりもキナノキの入手は困難になっていたのである。両国はキナノキを主要な輸出品目として、厳重な監視下においた。さらに世界中の植民地で需要が増すにつれて、とても南米からの供給量だけではまかないきれない状況になっていた。こうした状況で、オランダとイギリスがキナノキの自国植民地への移植を決行する。それはスパイ映画さながらの大変に危険な仕事だった。これを請け負ったのがプラントハンターと呼ばれる人々である。

一六世紀の宗教改革の時代、フランスのユグノー（新教徒）は、迫害を逃れてオランダやイギリスに移り住んだ。彼らは園芸の技術を持っており、それがオランダとイギリスでの園芸業の発展につながったとされる。一七世紀になり両国はアジアでの植民地経営に覇権を競うが、その際に国内で育成した園芸業が脚光を浴びていた。この技術は、植民地での主要な産物となる農作物の栽培に応用されたのである。植民地に有望な農作物が自生していない場合は、別の場所から植物を移植して、新たな栽培を行う方法がとられた。たとえば、ゴムは南米のアマゾンから東南アジアに、コーヒーはアラビア半島からインドやジャワ島に、お茶は中国からインドやスリランカにそれぞれ移植されたのである。こうした植物の移植にかかわったのがプラントハンターであり、彼らの祖先をたどるとフランスのユグノーに辿りつくことが多かった。

オランダとイギリスはこのプラントハンターを大動員して、キナノキの移植を国家プロジェクトとして開始するのである。

5　プラントハンターの活躍

オランダは植民地のジャワ島でコーヒー栽培を行っていたが、一八三〇年代にこの土地に目をつけて移植計画が開始される。しかし問題は良質のキナノキがなかなか手に入らない点だった。プラントハンターが南米から運ぶ苗木は、どれも順調に発育することはなかった。そこで一八五四年にオランダ政府は、ハスカールというハンターに良質のキナノキの獲得を依頼する。彼は南米のアンデス山中に潜み、五〇〇本近くの苗木を手に入れるのだが、ペルー政府の監視が厳しく、それを国外に持ちだすことはできなかった。このため、彼はオランダ政府に軍艦の派遣を要請し、ペルーの海岸から暗闇にまぎれて持ち出しに成功する。

こうしてハスカールにより運ばれたキナノキは、ジャワ島のバンドン近郊にあるマルベラ山麓に植えられ、良好に発育する。この地域は標高一〇〇〇メートル以上の高原で、高山植物の発育には適していたのである。だが、次の問題は、発育したキナノキから採取されるキニーネの含有量だった。残念ながらハスカールが運んだ苗木は、どれも含有量が少なかったのである。ここで計画は頓挫した。

一方、イギリス政府は一八五九年に、海軍のマーカムに苗木の入手を依頼する。彼はそれまでも北極圏やインカ遺跡の調査に活躍しており、探検家であると同時に有能なプラントハンターでもあった。ペルーやボリビアの山中をくまなく探しまわり、彼は良質のキナノキを手に入れる。ペルーからの持ち出しには相当な苦労をするが、なんとかインドのマドラスまで運ぶことができた。次は栽培地である。ここでイギリス政府はセイロン島に目をつける。この島ではジャワと同様にコーヒー栽培が盛んであったが、一八六〇年代にコーヒー樹が病害に襲われ大きな打撃を蒙っていた。その埋め合わせにキナノキの栽培をあてたのである。こうしてマーカムの苗木は、中央高原のヌワラ・エリアに植えられ、そして順調な発育に成功する。キニーネの含有量はあまり高くなかったが、イギリス政府はそれで満足した。

6 レッジャーの登場

こうしたキナノキの争奪戦の噂を聞き、秘かに暗躍するイギリス人がいた。その名はチャーレス・レッジャーといい、イギリスの貿易会社からペルーに派遣され、アルパカの毛の輸入にあたっていた。彼の祖先はフランスのユグノー出身で、園芸にも詳しかったようだが、プラントハンターとしての実績はなかった。しかし、キニーネの商品価値に注目した彼は、一八六一年より、下僕のマヌエルを使ってキナノキの獲得にあたらせる。この男はペルーの人間で、以前にキナ樹皮の採取にかかわっていた。マヌエルは四年の歳月をかけてアンデス山脈を歩き回り、そして昔の経験から良質と判断したキナノキを、レッジャーのもとに届けたのである。

　レッジャーは早速このキナノキを母国イギリスにいる兄のもとに送り、政府に売り込むのだが、なかなか交渉は進展しなかった。イギリス政府としては、この頃すでにマーカムが苗木の獲得に成功しており、またレッジャーという無名のプラントハンターからの申し出などは信用できなかったのだろう。そこでレッジャーは方針を転換し、オランダに売り込むことにした。

　オランダ政府も同様にレッジャーを信用していなかった。しかし、ハスカールの苗木の成績が芳(かんば)しくなかったこともあり、そのキナノキをわずか一〇〇ギルダー（約一万円）で購入する。あまり交渉が長引くと枯れてしまうため、レッジャーは足元を見られたのである。

　こうしてオランダはレッジャーのキナノキをジャワのマルベラ山麓に植えるのだが、予想に反して発育は良好だった。さらに驚いたことに、このキナノキは高濃度のキニーネを含有していたのである。オランダ政府は栽培を大々的に開始し、やがてその農園は世界のキニーネ市場を独占するまでに成長する。これによりオランダは莫大な利益を獲得するのだった。

哀れなのはレッジャーである。その後、オランダ政府から報償として終身年金を受けるものの、その額は彼の苦労に見合うものではなかった。だが、彼の発見したキナノキはレッジャー種と名づけられ、その名を後世に残すことになる。

ところでマヌエルはどうしたのだろうか。彼こそがレッジャー種の発見者ではないか。じつはマヌエルはキナノキを密輸出した疑いでペルー当局に逮捕され、苛酷な取調べにより獄死していたのである。富を得ることもなく、また後世にその名を残すこともなく、淋しく牢獄の中で死んでいったマヌエル。彼こそが伝説のプラントハンターだった。

7　オランダの立場とイギリスの立場

オランダによるレッジャー種の栽培開始は、ヨーロッパ諸国による植民地経営に大きな影響を及ぼした。キニーネが安定的に供給されることで、植民地ではマラリアの脅威がなくなり、植民者は安心して事業に専念できるようになったのである。

さらに一八七〇年代以降、ヨーロッパは帝国主義の時代に突入する。世界に残された領土はアフリカ大陸だけにしかなく、ヨーロッパ人はマラリアの危険を冒してでも、この土地に侵入することを余儀なくされていた。これを可能にしたのがキニーネの安定供給だった。彼らはキニーネを予防的に服用し、マラリアへの防御を完璧にしたうえで魔境に足を踏み入れていった。こうして一八七〇年代から一八八〇年代までの間に、アフリカ大陸の八〇%はヨーロッパ諸国の植民地となるのである。

このようにオランダとイギリスは、国家プロジェクトとしてキナの栽培に力を注いできたわけだが、この事業に対する目的は両国でそれぞれ違っていた。

一七世紀の頃、オランダとイギリスはアジアでの植民地経営に覇権を争う関係にあった。両国ともに東インド会社という独占企業を立ち上げて植民地の経営にあたるが、オランダは元々が商人の国であり、中継貿易に重点をおいた経営方針をとった。一方、イギリスは中継貿易とともに植民事業にも力を入れていた。

一八世紀になると両国の拮抗した状況に変化が訪れる。イギリスでは植民地経営から得られる富を、国内の産業資本の育成に投下していた。こうした効果によりイギリスでは産業革命が発祥し、国力の充実がはかられる。一方、オランダは得られた富を産業資本ではなく金融資本に投下していた。さらに、この国は近隣諸国との戦争が絶えなかったことから、国力は次第に衰弱していった。やがて一九世紀初頭になり、イギリスは世界各地に植民地を有する強国となったのに対して、オランダはヨーロッパの弱小国の地位に転落してしまったのである。

この時期に両国でキナノキの移植事業が開始されるが、イギリスは自国の広大な植民地経営のためにキニーネの価値を見いだしていた。ところがオランダは、当時の植民地がジャワ島周辺の狭い地域に限られており、これ以上の植民地獲得に乗り出す余裕などはなかった。この国がキナノキの栽培を行ったのは伝統の中継貿易のなごりで、キニーネの商品価値に注目したからである。この薬が儲かる商品であると判断し、国家的プロジェクトとして栽培にあたったのだ。

このような背景から、レッジャーの持ち込んだキナノキはイギリス政府には断られ、オランダ政府からは安く買い叩かれたのである。

8　ジントニックの誕生

こうしたオランダとイギリスの確執が、ジントニックというカクテルの誕生に結びついている。

文豪ヘミングウェイの小説に『海流のなかの島々』という作品がある。第一次大戦中のバハマを舞台に、この島に滞在する画家ハドソンと彼の別れた妻子の交流を描いたものだが、この中でハドソンが町のバーでジントニックを飲む場面がある。そこではバーテンダーとの間に次のような会話が交わされている。


「あんた本当にその酒をうまいと思っているのかね?」バーテンダーが聞く。

「そうさ、嫌いなら飲まん」

「俺、いつか間違って一本封を切っちまってね。キニーネみたいな味がしたぞ」

「事実、キニーネが入っている」

「気狂いだね。よりによって上等のジンを、インド風だか何だか、キニーネ入りの訳の分からんものの中に割って台無しにするとはな」

「私にはうまいのさ。キニーネの味がレモンと一緒になったところがいい。胃袋の毛穴だか何だか知らんが開いたような気がしてな。ジンを入れる酒の中じゃ、こいつが一番いけるな」


（沼澤洽治訳・新潮文庫）

酒を愛したヘミングウェイならではの文章である。

ジンという酒は、一六六〇年にオランダのライデン大学の医師シルビィウスにより解熱剤として開発された。この当時のオランダは植民地経営が全盛の時代で、この薬酒はマラリアによる発熱の治療にも用いたようだが、ジンにはマラリア原虫への効果はまったくなかった。一七世紀末にジンはイギリスに伝わり、そこで大好評を博する。そして一八世紀にはイギリスを代表する酒となった。

一方、一九世紀の植民地では、マラリア予防のためにキニーネの定期的な服用が行われていた。植民者はこの薬を水に割って毎日飲んでいたが、インドに滞在するイギリス人の間ではキニーネの炭酸割りが流行する。これがトニックウォーターの起源とされている。ある時、このキニーネの炭酸割り（トニックウォーター）に自国から持ってきたジンを垂らす者がいた。これがじつに苦味のきいた爽快な味で、インドでは人気の飲み物となった。そしてイギリス本国に伝わり、ジントニックというカクテルになったのである。

ジンもキニーネもマラリア治療のためにつくられた薬であり、それがオランダとイギリスの植民地争奪の歴史を経て、ジントニックというカクテルに生まれ変わったわけだ。現在、日本で市販されているトニックウォーターには痕跡程度のキニーネしか含まれていないが、その爽快な苦味を味わった時には、プラントハンターの伝説を思いだしていただきたい。

9　植民地支配の律速酵素

一八八〇年、フランスの軍医ラベランが、アルジェリア人患者の赤血球内にマラリア原虫を発見する。これこそ、人類を何千年にもわたり悩ませた悪魔の正体だった。さらに一八九七年には英国人のロスが、蚊によりマラリア原虫が媒介されることを証明し、ここにマラリアは悪い空気でかかるという説が完全に否定される。

マラリアの治療法も大きな進歩を遂げていた。一九三〇年にドイツで合成薬のアテブリンが開発され、人類はキナ樹皮以外の方法でマラリアを治療する術を獲得したのである。これに続き第二次大戦末期には、米国がクロロキンの合成に成功する。この薬剤はやがてマラリアの予防や治療の主力となり、キニーネは薬棚の奥にしまわれるのであった。

ところが最近のマラリア原虫は、クロロキンをはじめ、その後も開発される合成薬に次々と耐性を獲得している。こうした状況から、現在でもマラリアはアフリカ大陸をはじめとする熱帯地方で猛威を奮い、毎年三億人もの患者が発生し、一五〇万人以上がこの病気で命を落としている。そんなマラリア原虫にも、キニーネだけは不思議と効果を維持しており、マラリア治療の最後の切り札として再び脚光を浴びているのである。

ヨーロッパ諸国が植民地を形成する過程において、マラリアはその進展を阻む大きな障害となった。この病が存在したために、一八世紀までの植民地の建設は比較的穏やかなスピードで進行していた。しかし、一九世紀にキニーネが精製され、マラリアという障害がなくなると、帝国主義の時流とともにそれは急ピッチで進められていく。この病には、植民地の形成、さらには近世ヨーロッパ諸国の成長をコントロールする律速酵素のような役割があったのだろう。

第六章 『レ・ミゼラブル』の陰でうごめく悪魔 コレラ（一九世紀中頃・ヨーロッパ）

1 悲愴交響曲

一八九三年一〇月二八日、ロシアのペテルブルグにある劇場は喝采の嵐に包まれていた。ロシアが誇る天才作曲家チャイコフスキーが、交響曲第六番の初演を行ったのである。しかし彼は二度とこの曲の指揮をとることはなかった。

演奏会から四日後、緊張から解き放たれたチャイコフスキーは、芝居見物をした帰りにレストラン・ライナーに立ち寄り、ネバ水（ネバ川の水）を注文した。その翌日、彼は猛烈な下痢をおこし意識不明の重態となる。それから四日後の一一月六日未明、天才作曲家は五十三歳の人生に幕を閉じるのである。このような経緯から、交響曲第六番は悲愴交響曲と呼ばれるようになった。

チャイコフスキーを葬ったこの病こそがコレラである。一九世紀の初頭よりコレラは世界中を何度も蹂躙（じゅうりん）し、数多くの人々を亡きものとした。僅か3マイクロンのバナナ状の病原体は人間の小腸に付着し、致死性の下痢をおこす。その量は一日で数リットルから十数リットルにも及び、人間の体は極度の脱水状態に陥ってしまうのである。患者の表情の変化は劇的なもので、少し前まで元気にしていた人が、眼は虚ろとなり、頰はくぼみ、そして皮膚の色が蒼白く変色する。これは、極度の脱水でショック状態に陥ったことを意味している。断末魔のような叫びを発しながら、発病した人の半数は死んでいった。一九世紀の人々はこんな患者の様子を見て、コレラのことを蒼い恐怖と呼んだ。それは悲愴な光景だったのである。

2　ベンガルから世界へ

コレラの語源は、ラテン語の胆汁が流失するという言葉から派生したものである。古代ギリシアの医学書にもコレラという言葉は登場するが、この当時のコレラは夏場に流行する食中毒を意味していた。その重症度は真のコレラに及ぶものではない。真のコレラは、近世までインドでのみ流行する風土病だった。

インド亜大陸の北方を流れるガンジス川は、ヒマラヤ山脈の高峰から流れだす大量の雨水を集めて、ベンガル湾に注ぎ込む。この海への流入部分には広大な三角州が形成されているが、そこがコレラの故郷である。この地で人間生活の営みが開始された頃より、コレラは密かに流行していた。ヒンズー教の巡礼に沿ってインド亜大陸内に流行が拡大することはあったが、その外にまで流行が及ぶことはなかった。

だが、一八世紀よりイギリスがインドの植民地化を本格化すると、事態は急変してくる。イギリスの植民地政策は、それまで何千年と続いてきたインドの社会や生活習慣を破壊するとともに、コレラという悪魔の潜むパンドラの匣(はこ)をも開封してしまったのである。それは、イギリスがインド支配を完成させるマラータ戦争の渦中での出来事だった。

一八一七年八月にカルカッタ近郊で発生した流行は、ベンガル地方から移動するイギリス軍とともにインド国内に拡散する。やがて悪魔は一八二一年に忽然とアラビア半島のオマーンに姿を現す。中近東やアフリカ諸国で殺戮を繰り返した後に、流行は北上してイランに到達し、この国に侵入していた数万人のロシア兵を亡き者とした。

東方への流行はさらに大きかった。一八一九年にシャム、一八二〇年にはジャワ、フィリピン、中国の東海岸、さらに一八二二年には日本の九州や中国地方にまで波及している。シャムではその後もコレラが燻(くすぶ)り続け、映画『王様と私』に登場するイギリス人家庭教師のアンナも、この病に倒れていた。この悪魔は貧しい人ばかりではなく、王族や宮廷人にも容赦はなかったのである。

それでは、なぜコレラは一九世紀初頭になり世界的流行をおこしたのだろうか。その理由の一つに、コレラ菌がこの時期に変化し、それまでの弱毒から強毒の病原体へ変化したとする説がある。インド国内でも一八一七年に発生した流行は、今までにない大量の死者を記録しており、毒性が強まった可能性は充分に考えられる。さらに、この一九世紀に流行した強毒のコレラ菌（アジア型）は、一九六一年に弱毒の菌（エルトール型）へ突如として変化しており、こうした変化が一八一七年におこっていても不思議はないのである。しかし毒性の変化だけでは、世界的流行に発展した理由にはならない。

そこで考えられるのが当時の社会的な要因、すなわちイギリスによる植民地支配の達成である。過去の歴史を繙（ひもと）くと、インドの広い範囲が外国勢力の支配下になったことは嘗てなかった。たとえば、アレキサンダー大王の遠征に際しても、またモンゴル帝国の時代においても、この地域は侵略を免れているのである。さらにヒンズー教徒は宗教的な理由から、自らが海洋に乗り出すということをしなかった。つまりインドは、閉鎖的な環境で一八世紀まで独自の社会を育んできたのである。ところが、イギリスがこの地域を支配するようになると、国内の交通網を整備し、人の動きを活性化してしまったのである。それが国内での大流行につながったのだろう。さらに、当時は国際的にも人の移動が活発になっており、コレラを世界的な流行へと発展させたのである。

3　悪魔のヨーロッパ凱旋

一八一七年に始まったコレラの世界流行は間もなく終息するが、一八二六年よりヨーロッパ諸国を恐怖の坩堝(るつぼ)にした第二次流行が勃発する。まず流行の矛先は中近東に向けられた。一八三〇年、再びアラビア半島に出現したコレラはメッカを直撃し、巡礼に訪れていたイスラム教徒一万二〇〇〇人を血祭りにあげる。死を免れた人々は、この悪魔を故国に送り届ける役割を担った。こうしてイスラム世界全体はコレラの餌食となり、エジプトのカイロとアレキサンドリアでは、一日に三万人が死亡するという惨状になった。

この影響は、イスラム世界を支配していたオスマントルコ帝国にも大きな打撃を与える。この帝国は勃興以来五〇〇年が経過しており、一九世紀初頭には衰弱の一途を辿っていた。一八〇八年にマフムード二世が即位すると、ヨーロッパ諸国にならった近代化政策を推進するが、コレラの侵入により彼の努力も水泡に帰してしまう。この流行の後に、オスマントルコは瀕死の病人と呼ばれる状態にまで衰弱するのである。

やがて流行の波は一八三一年を迎えて、ヨーロッパへの侵入を目前にしていた。じつは、第二次流行が発生した時点で、ヨーロッパの人々はよもや流行が自分たちの足元に及ぶとは思っていなかったようだ。彼らはコレラを、熱帯の貧しい国で流行する病気と考えていたのである。ところが、コレラ菌は低温でも発育する力を秘めていた。刻々と流行の足音がヨーロッパに近づくにつれて、人々の恐怖は絶頂に達していく。

一方、当時のヨーロッパでは大きな社会変動がおこっていた。一八一五年にナポレオンがワーテルローの戦いに敗れてから、ヨーロッパ諸国には復古主義的な政権が相次いで誕生した。フランスでもブルボン家が政権に復帰するが、フランス革命を経験した国民は、そのような復古政権に我慢がならなかった。こうして一八三〇年にフランスでは七月革命が勃発し、オルレアン家のルイ・フィリップが王位につく。それは銀行家や大商工業者など、いわゆる大ブルジョアと呼ばれる上層市民を中心とする政権だった。この七月革命を合図にして、ヨーロッパ各地では復古主義に反対する市民革命や民族独立の運動が発生する。人々の心は殺気立っていたのである。

こうした状況下にコレラのヨーロッパ凱旋が始まる。

4 流行が政治混乱を招く

ロシアのモスクワには、すでに一八三〇年に流行が到達していた。この国ではロマノフ家が絶対主義的な政権を維持しており、国民はその支配に大きな不満を抱いていた。一八三一年六月にペテルブルグでは、政府によるコレラ患者の強制隔離に反対して大きな暴動が発生する。また七月にはハンガリーのブダペストでも、コレラ患者の強制隔離が発端となり、住民の蜂起が勃発している。この国はオーストリアのハプスブルグ家の支配下にあり、独立の気運が高まっていた矢先の出来事だった。一二月には、流行が波及したオーストリアやプロシアでも同様の暴動が多発する。

このようにコレラの流行に際して、各国政府は検疫隔離政策をとることでその鎮圧にあたった。だが、この政策は政府による強権的な措置を意味し、それが復古主義に反対する国民の非難の対象となったのである。さらに、彼らの心底にあるこの病への恐れが、暴力的な行為にまで及ぶ伏線になっていた。

一方、イギリスでは政治混乱の鎮静化にコレラが影響力を発揮する。この国では七月革命直後の一八三〇年一一月に行われた総選挙で、自由主義を標榜するホイッグ党が勝利をおさめていた。政権の座についた党首のグレーがまず手掛けたのは選挙法改正だった。それまでの制限選挙から自由選挙への移行のため、一八三一年三月に改正法案が提出される。しかし、上院の反対などで翌一八三二年三月には廃案となる恐れがでてきた。内閣総辞職の噂も流れ、ロンドンは革命前夜のように緊迫した状況になっていた。この時期にコレラはイギリスに上陸し、二万人以上の死者が発生する事態となる。ホイッグ党の支持者たちは「真のコレラ対策は選挙制度改革にあり」とのスローガンを掲げ、彼らの主張を世論に訴えた。このコレラの恐怖を逆手にとったキャンペーンは大成功をおさめ、この年の六月には修正法案が可決される。

コレラは独立運動にも影を落とした。この当時、ポーランドはウィーン会議で独立が承認されたていたが、実質はロシアの支配下におかれていた。国民の不満は七月革命後の一八三〇年一一月に爆発し、ポーランド独立運動へと進展する。だが、その時期が悪かった。翌一八三一年初頭、この国はロシア軍とともにコレラの侵入を受け、独立の希望はかき消される。ロシア軍も相当な被害を蒙るのだが、ポーランド側の抵抗はコレラ流行の影響で次第に衰退し、ついには九月にワルシャワ陥落で独立運動は幕を閉じる。

こうしたコレラの政治混乱への介入のなかでも、フランスでの出来事は特異なものとなった。それは政治的に大きな変化をおこすものではなかったが、文豪ビクトル・ユーゴーの長編小説『レ・ミゼラブル』のクライマックスシーンとして人々の心に深く記憶されるのである。

5　一八三二年・パリの惨劇

フランスでは一八三〇年の七月革命後も、政治的な混乱が続いていた。この革命により上層市民は政権に関与することができたものの、下層市民はさらなる変革を求めて共和制の樹立を訴える。一八三一年二月、パリで共和派による暴動がおこると、三月には上層市民を代表するペリエが首相に就任し、共和派への弾圧を強めていった。こうした時期にコレラがパリの町に来襲する。

一八三二年三月下旬より、パリの貧民街を中心にコレラ患者の発生が始まった。この当時、パリには一〇〇万人近い人口があったが、その衛生環境たるや劣悪なもので、流行は瞬く間に拡大していった。四月には死亡者が一万人以上にのぼり、路上には死体が放置され異臭を放つ状態になる。そんななか、市民の間には政府が毒を撒いているとの噂が流れる。コレラの死は、毒殺による死と錯覚するほど電撃的なものだったのである。人々はコレラの恐怖と政府への怒りに震え、今にも暴動がおきそうな状況になっていた。

五月になると流行は貧民街だけではなく、富裕な人々の住む地域にも拡大していった。そして五月一六日にはペリエ首相自身がこの病にかかり、帰らぬ人となる。この知らせに政府内は騒然となった。これ以降、一〇月まで首相はおかれず、政治混乱にますます拍車がかかるのである。

さらに決定的な出来事が六月一日におこる。共和派の象徴的な人物であったラマルク将軍が、コレラにより死亡したのだ。この将軍はナポレオンの幕僚として活躍した人物で、七月革命後は下院議員に就任し、共和派の英雄としての地位を築いていた。彼の死により、共和派の怒りは最高潮へと達し、六月五日に行われた葬式をきっかけに、パリ全体に及ぶ暴動が勃発する。

この時の模様が、ビクトル・ユーゴーの代表作『レ・ミゼラブル』の中でドキュメンタリータッチに描かれている。この小説は、ジャン・バルジャンという前科のある男が人間愛に感化され、贖罪の生活を送る模様を描いたものだが、このクライマックスに、ラマルク将軍の葬式にともなう暴動が取り上げられているのである。

舞台はパリの中央市場のあるレ・アル地区。この地区に共和派によるバリケードが築かれる。その数時間前、ラマルク将軍の葬列はこの地区を横切り、セーヌ河にかかるオーステリッツ橋に達していた。そこで共和派は警備中の軍隊への突入を決行する。暴動の波はパリ全体に及び、とりわけレ・アル地区は共和派の拠点として暴動の中心に位置することになる。そこはコレラ患者が多発した地域でもあった。

このバリケードの中に共和派の青年マリウスがいた。ジャン・バルジャンの義娘コゼットの恋人である。この青年を追って、ジャン・バルジャンはバリケード内に侵入するが、その時、軍隊の総攻撃が開始される。マリウスは瀕死の重症を負い、ジャン・バルジャンに背負われて窮地を脱するのである。

6 ジャン・バルジャンが迷いこんだコレラの巣

ジャン・バルジャンがバリケードからの脱出に用いたのが下水道である。この当時、パリの地下には下水道が迷路のように入り組んでおり、まさに地下の迷宮を彷彿させるものだった。一九世紀初頭にこの下水道の調査が行われたが、すべてを踏破するのに七年の歳月がかかったという。

この下水道こそがコレラ流行の元凶であった。そこには、患者の糞便中に排泄された多量のコレラ菌が注ぎ込んでいたのである。こうした場所に立ち入ることは、当時の人々にとって、現代の我々が考えるよりもずっと危険な行為だった。

ユーゴーがこの小説を書いた一八六二年当時、コレラは他の疫病と同様に、悪い空気（瘴気）が原因でおこると考えられていた。一八五四年にイギリスの医師スノーが、コレラの感染源は飲み水であることを解明しても、暫くは瘴気説が一般に信じられていた。とりわけ下水道から湧き上がる臭気は、コレラの原因と考えられていたようだ。この時代にコレラが流行する町では、悪い空気を追い払うために酸や樟脳を焚いたり、漂白剤を散布するなどの対策がとられていた。ユーゴーもこの小説の中で、下水道の開口部から漂う悪臭がこの病の元凶であると述べている。

この考え方に従えば、臭気渦巻く下水道に立ち入ることは、コレラにかかる自殺行為に等しいのである。ユーゴーは主人公にこうした危険な行為をさせることで、超人としてのイメージを持たせたのではないだろうか。これは現代人になかなか理解できない点である。

それでは現代医学の観点から、コレラの流行に際して下水道にはどのような問題があったのか。それは臭気の問題ではなかった。この下水が流入する部分に欠陥があったのである。この当時の下水道は浄化されず、そのままセーヌ河に注ぎ込んでいた。つまりセーヌ河そのものがコレラ菌により汚染されていたのだ。さらに当時のパリの飲料水の大部分は、汚染されたセーヌ河を水源としていた。そこから引かれる上水道には、現代のような塩素消毒が加えられることはなかった。パリ市民が口にする水には、コレラ菌が程よくブレンドされていたわけである。これがパリに限らず、当時のヨーロッパで見られたコレラ流行のメカニズムだった。

六月五日の暴動は間もなく鎮圧され、パリは表向きの平静さをとりもどす。しかし、その後もコレラは多くの市民を襲い、一八三二年の年末までに死者の数は二万人近くに達する。やがて翌一八三三年の春にはパリの流行も終息するが、フランス全土では一八三七年に至るまで各地で流行が続いた。

一方、共和派の動きは六月五日の暴動を境に影を潜めるが、それから一六年後の一八四八年に、彼らの願いは成就される。この年におこった二月革命により、ルイ・フィリップの王政は終焉を迎え、共和制へと移行するのである。

7 体液を吸い取る悪魔の正体

コレラの世界的流行はその後も周期的におこり、一九世紀末までに計六回の流行が発生した。この第五回目の流行の渦中で、冒頭に述べたチャイコフスキーの悲惨な死がおこっている。

だが、流行を重ねるごとに、人々はコレラへの防備を固めていった。一八五四年、スノーが発表した飲料水原因説は次第にヨーロッパ中に広まり、人々は水を加熱して飲むようになった。イギリスではこの頃から紅茶の消費量が急増しているが、これもコレラ予防のためなのである。また、この頃からヨーロッパ各国の政府は、安全な水の確保のために上下水道の整備を本格化する。パリでも、共和制を経て誕生した帝政下の都市改造計画により、ようやく上下水道の問題は解決を見るのだった。

この当時、ヨーロッパで行われていたコレラの治療法は、まさに悪魔払いに近い行為だった。最も一般的に行われていたのが、水銀と阿片の投与、そして瀉血（血液を除去する治療法）である。水銀は下剤として使用されており、腸の中の病毒を洗い流すことが目的だった。だが、この治療は体の脱水を助長し、患者の状態をさらに悪化させていた。瀉血も体の中から腐った血液を除去するという目的で行われたが、気絶するまで採血が続けられることも多かった。現代のコレラの治療では、極度の脱水を改善させるために大量の輸液が注入される。ところが、当時はそれとまったく逆の治療をしていたわけだ。コレラの死亡者のなかには、この治療により命を落とした者も少なくなかった。

コレラの正体が明らかになるのは一九世紀の末のことである。幸いなことに一九世紀の中頃から微生物学が急速な進歩を遂げており、その原動力となったのがフランスのパスツールとドイツのコッホだった。二人はコレラの原因究明においても熾烈な競争を展開し、最終的にはコッホの勝利に終わる。彼は流行の渦巻くエジプトに赴き、一八八三年に患者からコレラ菌の発見に成功するのである。

現在では、この病原体が腸の中で毒素を産生し、それが猛烈な下痢の原因となることが解明されている。コレラ菌から発射された毒素は、腸の粘膜に多数の穴を開け、そこから体液が噴水のように漏れだす。これが大量の下痢となり、体は極度の脱水状態に陥るのである。

その後の研究の結果、コレラ菌は塩分を好むことが明らかになった。近年も海産魚介類を食べてコレラに感染する事例が数多く報告されているが、これはコレラ菌の海水を好む性質に由来している。とくにベンガル地方の三角州は、淡水と海水が適度に交じり合う場所で、コレラ菌にとっては格好の棲息地だったのである。

8 国民国家成立への起爆剤

コレラの世界的な流行は、その後も二〇世紀の初頭まで続き、やがて故郷のベンガル地方に消えていった。ところが一九六一年より新たなコレラの流行が、インドネシアのセレベス島に発生する。これはエルトール型と呼ばれる新種のコレラで、一九世紀に流行したコレラはアジア型と呼ばれる。エルトール型の流行は、一九六四年にベンガル地方にまで及び、そこで細々と生き長らえていたアジア型を消滅させる。

その後、エルトール型コレラは破竹の勢いで一九六九年には中近東、一九七〇年にはアフリカ大陸にまで到達する。さらに一九九一年には南米のペルーに姿を現し、瞬く間に中南米一帯へと拡大したのである。この流行は現在でも世界的に続いており、毎年五〇万人以上の患者がWHOに報告されている。

これだけの大流行を繰り広げているエルトール型コレラであるが、その特徴はアジア型に比べて症状が軽い点にある。アジア型は蒼い恐怖と呼ばれるほど、急激に致死性の下痢をおこす病だった。しかしエルトール型は感染しても軽い下痢で終わることが多い。それはアジア型のような獰猛さを失い、飼い慣らされた野獣のような状態なのである。

一七世紀以降、ヨーロッパではペストの流行が終息し、人々は疫病の恐怖というものを忘れかけていた。しかし一九世紀のコレラの流行は、当時の人々にその恐怖を再認識させる結果となった。そして人々は再び疫病への挑戦を開始する。それが、この時代に芽生えた衛生思想の普及だった。各国政府は衛生問題を担当する役所を新設し、国際的な協調のもとで疫病対策にあたる必要性を模索する。この動きが一八五一年にパリで開催された国際衛生会議で、これが現在の世界保健機関（WHO）の創設へと繋がっている。

さらにコレラの流行は、一九世紀の歴史の流れにも大きな影響を及ぼした。この時代は絶対主義国家から国民国家へと移行する激動の時期にあったが、コレラの流行は、こうした過渡期の社会にさらなる混乱をもたらすとともに、恐怖という魔力で最終的には国民国家樹立の方向へと導く。それはイギリスの選挙制度改革でも、またフランスでの共和制の確立においても同様だったのである。時代は近代社会を目前にしていた。

第七章

ホームズを滝壺に沈めた病

結核（一九世紀後半・ヨーロッパ）

1 「ホームズ最後の事件」の謎

コナン・ドイルの代表作である「シャーロック・ホームズ」シリーズは、一九世紀後半のイギリスを舞台にした探偵小説である。雑誌ストランドマガジンに一八九一年七月より連載されたものだが、これが一八九三年一二月に突如として連載打ち切りになる。主人公のホームズが死んでしまったのである。その題名が『最後の事件』だった。正確には一九〇三年に『空家の冒険』でホームズは復活するが、それまでの一〇年間、ホームズは死んだものと信じられていた。

『最後の事件』のあらすじは次のようなものだ。

ホームズは犯罪界のナポレオンと呼ばれるモリアーティー教授から逃れるため、相棒のワトスンとスイスのマイリンゲンへ向かった。この町の近郊にあるライヘンバッハの滝を見物しようと滝の近くまで来た時、ある青年がワトスンに手紙をわたす。その手紙には、「昨晩宿泊したホテルにいる肺結核のイギリス人女性が重態になったので、診察して欲しい」との依頼が書いてあった。医師であるワトスンは直ちにそのホテルに向かうが、その手紙は偽物だった。あわてて滝に戻ったワトスンは、そこでホームズの遺書を発見する。ホームズはモリアーティー教授と格闘しながら滝壺に落ちてしまったのだ。ライヘンバッハの滝は実在するもので、その高さは一〇〇メートル近くにも達する。この滝壺に落ちてしまうことは死を意味していた。こうしてホームズは消えてしまったのである。

この話が雑誌に発表されてから、イギリス国民は悲しみに沈んだ。彼らの英雄であるシャーロック・ホームズの死に、ビクトリア女王は哀悼の意を表し、ロンドンのビジネスマンは喪章を着けて出勤したという。

だが、この『最後の事件』は他のシリーズ作品に比べて不自然な点が数多い。たとえば、ホームズはなぜスイスに逃げてきたのか。さらに善玉と悪玉が同時に死んでしまうことは、探偵小説として異例の展開なのである。そこには作者ドイルの「連載を中止したい」という意図が強く感じられる。

それでは、なぜドイルは連載を中止したかったのか。この理由として、彼は探偵小説に飽き、歴史小説を書きたかったとの説が一般的である。だが、もう一つ別の大きな理由が存在していた。じつは、この連載の途中で彼の妻ルイーズが結核を発病し、余命僅かと宣告されていたのである。『最後の事件』が発表された時点で、ドイルは妻に付き添ってスイスのダボスにある結核療養所に向かっていたのだ。

2　ロマン化された疫病

このように『最後の事件』をめぐる謎には、結核という病気が見え隠れする。歴史的にも、この作品が発表された一九世紀後半は、ヨーロッパ全土で結核が疫病としての様相を呈していた。

結核とは一八三九年にスイスのシェーンラインにより命名された病である。この病気で死亡した患者の肺には必ず結節を認めることから、この名前がつけられた。その病原体である結核菌は、空気感染で肺に侵入し、この結節を形成する。これだけでは無症状であるが、抵抗力の低下などで結節が破れると肺炎をおこし、発熱や咳痰、喀血などの症状がでる。さらに病状が進むと、菌が全身に散布され、患者は衰弱状態に陥り、死を迎えるのである。

結核菌が地球上に誕生したのは約一万年前のことである。当初、この菌は人間ではなくウシに感染する病原体だった。それも乳汁を介し経口感染していたようだ。やがて牧畜の普及とともに約五〇〇〇年前に、結核菌は人間にも感染するようになる。この当時のエジプトのミイラにも結核の痕跡が確認されている。古代ギリシアの時代になると患者数も増加し、従来の経口感染から空気感染する病へと変化していった。

古代、中世にわたり結核は穏やかに、しかし着実に蔓延を続けていた。そしてこの病気が疫病としての流行を開始するのが、一八世紀末のイギリスである。この当時のイギリスでは産業革命が終了し、国内の工業化が進行していた。地方から都市部に労働者が集中し、劣悪な環境での労働を強いられていたのである。そこに結核の流行が急速に拡大する。この病気による死亡は、当時の死因のトップに上がっていった。

さらに一九世紀になり、イギリス以外のヨーロッパ諸国でも産業革命が完了すると、結核はそれぞれの国の労働者を次々に襲っていった。こうして一九世紀後半のヨーロッパは、結核の支配する世界となったのである。

流行が拡大してくると、この病気は貧しい労働者だけでなく富裕な人々も襲うようになる。家庭内で集団感染が発生し、一家が全滅することも珍しくなかった。

たとえば、イギリスのブロンテ三姉妹はその典型的なケースである。一八四七年にこの一家は幸福の絶頂にあった。すなわち、長女シャーロットが『ジェイン・エア』、次女エミリーが『嵐が丘』、三女アンは『アグネス・グレイ』を次々に発表したのである。だが、その後間もなくこの家族は結核により崩壊する。一八四八年にエミリー、一八四九年にアンが相次いで結核により死亡し、最後に残ったシャーロットも一八五五年に亡くなっている。感染源は父のパトリックだった。彼は不幸にも娘たち全員を看取った後の一八六一年に、一人寂しく息を引き取っている。

富裕な人々の感染が拡大するに従い、この疫病はロマン化という不思議な展開を見せる。結核は発病してから死が訪れるまでに相当な時間を要する。通常は一～二年、長い場合は一〇年近く生存することもある。さらに、この間に患者は一方的に悪化するのではなく、通常に近い社会生活を送ることも可能だった。

女性患者の場合は、この病による容貌の変化がロマン化の象徴となる。透きとおるように白い肌、円(つぶ)らな瞳、気怠さからくる物憂げな表情。こうした変化は、当時の美人の条件を満たすもので、この時代に人気を呼んだラファエロ前派の絵画では、結核患者がモデルにしばしば用いられていた。さらに男性の場合は、著明な文学者や画家に結核患者が多く、結核にかかることは、この種の職業人になる条件と見られる傾向があった。こうした結核のロマン化により、この病には白い疫病という異色の別名がつけられるのである。

3　コッホによる奇跡の治療

緩やかに進行する病状、さらにはロマン化という現象により、結核の流行は同時代におこったコレラの流行のように、人々を恐慌状態に陥れることはなかった。しかし患者は、この最終的に死に向かう病から逃れるため、さまざまな治療を追い求めた。

たとえば人乳が効果的という風評が流れると、ミルク療法なるものが流行する。裕福な患者は乳母を雇って、その乳を吸うようなことも行っていた。また人の肝臓が有効との噂が流れると、死刑囚の肝臓が高く取り引きされたという。

こうした特殊な治療法もあったが、一九世紀中頃から一般に行われていたのがサナトリウム療法である。気候の温暖な場所に滞在し、栄養をとって安静にする。このような療法は体力の回復を計り、結核菌の拡大を防ぐ意味では効果的なものであった。高原や海浜地帯はサナトリウムに適した場所とされ、数多くの療養所が建設される。現代もリゾートとして賑わうスイスのダボスやサンモリッツ、フランスのコートダジュールやリビエラは、サナトリウム療法のメッカとして発展した町である。そこは、死から逃避してきた青白い金持ちたちの集う社交場だった。

やがて一八八二年に画期的な出来事がおこる。ドイツの医師ロベルト・コッホにより結核菌が発見されたのである。この当時、コッホはベルリンの細菌学研究所所長の職にあったが、わずか半年余りの研究でこの大発見を成し遂げる。結核菌は発育のきわめて遅い病原体で、培養が困難とされていた。さらに、菌の表面は堅い膜に覆われており、染色も難しかった。それでもコッホは、粘り強い研究の果てに結核菌の発見に成功したのである。この業績により、コッホは世界的な細菌学者としての地位を確立する。

それから八年後の一八九〇年、さらに衝撃的なニュースが世界をかけぬけた。この年の八月にベルリンで開催された第一〇回国際医学会の席上で、コッホは結核の治療法開発にほぼ成功したことを報告したのである。

「ついに私は、試験管の中でもモルモットの体内でも結核菌の増殖を阻止させる物質を見い出した」

このニュースを聞きつけて、世界中から多くの医者や患者がベルリンに集まってきた。とくに患者たちは、藁にもすがる気持ちでコッホの奇跡の治療を求めたのである。こうしてベルリンに集まった群衆のなかに、イギリスの医師コナン・ドイルの姿があった。

4　ドイル対コッホ

ドイルもコッホもこの時代を生きた医者であるが、その経歴は大きく異なっている。

コッホは一八六六年にドイツのゲッチンゲン大学医学部を卒業後、ウオルシュタインで開業医として活躍していた。生活は貧しかったが、妻エミーの内助の功で、診療所内に小さな研究室を建て、念願の細菌学の研究にも没頭することができた。この当時、彼が愛用した顕微鏡は、エミーからの誕生祝いだった。この顕微鏡を用いて、一八七五年には炭疽菌の発見に成功する。それからの彼の人生は順風満帆だった。一八八〇年には細菌学研究所所長に就任し、一八八二年の結核菌の発見、一八八三年のコレラ菌の発見と輝かしい業績を残すのである。

その一方で彼の家庭生活は円満ではなかった。一八八五年頃より仕事の忙しさから妻との関係が悪化し、一八八九年にはその精神的疲労を癒すためスイスで長期休暇をとっている。さらにこの時期、彼は三十歳も年下の女子学生フライブルグと恋愛関係に落ちる。そうした気分転換が効を奏したのか、コッホは再び研究面で精力的な動きを見せ、一八九〇年の結核治療法の開発に至るのであった。

かたやドイルは一八八一年にイギリスのエジンバラ大学医学部を卒業し、サウスーシで開業するが、仕事はあまり繁盛しなかった。一八八五年にルイーズと結婚し、この頃から暇に任せて作家業に励むようになる。そして一八八七年、記念すべきホームズシリーズの第一作『緋色の研究』を発表するのである。

そんなドイルのもとに、一八九〇年一一月、イギリスの雑誌社からコッホの結核治療法に関する取材旅行の話が届いた。それまでは医学的な仕事にあまり興味を示さなかった彼であるが、突如その依頼を受けてベルリンへと向かうのだった。

それでは、世界中を震撼させたコッホの結核治療法とは何だったのか。発表の当初、コッホは多くを語らなかった。彼はこの治療に用いる物質が、友人の医師リッベルツのもとにあることだけを明らかにし、それが人間にも効果のあることを示す実験にとりかかっていた。そして翌一八九一年一月、ついにコッホはこの物質が結核菌のグリセリン抽出液であることを発表する。つまり現在のツベルクリン反応液と同じ成分なのである。現代人にとって見れば、それは結核の診断液であり、治療薬でないことは明白なのだが、当時の人々はこの物質が奇跡の治療薬であると信じて疑わなかった。

だが、ドイルは取材の過程でその事実に気づいていた。彼はコッホに直接会うことはできなかったが、リッベルツ医師を訪ねるなど取材を重ね、「この物質が治療に役立つか疑わしい」との原稿を雑誌社に送っている。コッホ自身もこの治療法には疑問を持っていた。彼は、ベルリンの学会でこの発表をすることを望んでいなかったが、ドイツ政府より国威発揚のために発表を強要されていたのである。

5　妻の結核とホームズの死

ベルリン訪問の翌一八九一年七月、ドイルはホームズシリーズの雑誌連載を機に、医業を完全にやめ、作家としての生活をスタートさせる。連載は大好評で彼の人気は絶大なものとなるが、一八九二年一一月に妻のルイーズが第二子を出産してから体調不良に陥っていた。そこで、ドイルはルイーズの静養のためスイスへと向かうのである。彼の回想録によれば、このスイス訪問の際にライヘンバッハの滝を訪れたそうだ。

それから暫く後に妻の体調も回復し、イギリスに戻ったドイルは、引き続きホームズシリーズの連載にあたっていた。ところが一八九三年一一月、突如、ルイーズが喀血し、結核で余命数ヶ月との診断を受ける。この悲報に、ドイルは衰弱した妻を連れて、スイスのダボスにある結核療養所に向かうのだった。

しかし、彼にはその前にしなければならない大事な仕事があった。それは連載中のホームズシリーズを終わらせる作業である。医師であるドイルにとって、この先、妻にどのような悲劇が訪れるかは充分に予測できたはずだ。彼にとって、小説の連載など当分できるはずもなかった。それでは、どのように終了させるか。そこで思いついたのが主人公ホームズの死である。

冒頭に述べた『最後の事件』の中で、ワトスンが偽の手紙を受け取り、ホテルに戻る場面を思い出していただきたい。手紙には「肺結核のイギリス人女性が重態になったので診察して欲しい」と書かれていた。この肺結核のイギリス人女性こそ、ドイルの妻ルイーズを暗示させるものなのである。さらに、この手紙を見たワトスンの反応は次のようなものだった。

「これだけ頼まれたのに、まさか知らない顔もできません。他国で死にかけている同郷人の願いを断るわけにもいかず……」（林克巳訳・岩波少年文庫）

ホームズシリーズのなかで医師ワトスンはドイル本人の化身とされている。そうであるならば、このワトスンの言葉は、まさにドイルから発せられた連載終了を伝えるメッセージなのである。すなわち「妻が結核で重態になったので終了する」という。

こうして妻が余命僅かと宣告された翌月の一二月、『最後の事件』がストランドマガジンに掲載され、ホームズシリーズは暫く幕を閉じる。だが、ドイルは妻の発病から一ヶ月でこのようなストーリーを考えたのだろうか。

医学的に見れば、妻が結核を発病したのは一八九三年一一月よりもずっと前のことだろう。とくに一八九二年の出産後に体調を崩しているが、これは結核が急速に進行した可能性が強い。結核という病気は緩慢に経過する病であるが、妊娠・出産により病状が悪化することがしばしばおこる。さらにドイルがベルリンを訪問した一八九一年の時点で、すでに妻には結核を疑う症状が見られた可能性がある。

繰り返すがドイルは医師である。一般の人よりも、妻のそうした兆候を敏感に感じ取っていたはずだ。それ故に、彼はコッホのいるベルリンに向かったのではないか。すなわちドイルは医師や作家としてではなく、結核患者の家族としてベルリンを訪問し、真剣にその治療法を吟味したのである。その後、妻の病状は落ち着いていたが、一八九二年の出産を機に悪化をする。この時点でドイルは来たるべき妻の死を予期したのだろう。その時を迎える前に連載を終了しなければならない。それには主人公の死が最も効果的だ。そう考えた彼の目に、ライヘンバッハの滝が映る。主人公の死に場所としてはもってこいの情景に、彼はこの時点で『最後の事件』の構想を描いたのではないだろうか。

ドイルが妻ルイーズの結核で奔走した一八九三年に、結核菌の発見者であるコッホは人生最良の時を迎えていた。長年の確執があった妻エミーと離婚し、愛するフライブルグ嬢と再婚を果たしたのである。同じ医者ではあるが、結核という病に翻弄された対照的な人生模様の年と言えよう。

6　ドイルは妻を愛していたか？

ドイルの献身的な介護の効あってか、スイスのダボスでエミーは回復の兆しを見せていた。ドイルも再び作家活動に専念するが、ホームズシリーズをすぐに復活させることはなかった。一八九七年にはイギリスのハイランドヘッドに家を建て、そこでエミーは静養生活を送るようになる。ドイルもこの家で彼女の介護に尽力していた。そんななか、この年に彼はある運命的な出会いをしている。それは、後に再婚相手となるジーン・レッキー嬢との出会いだった。このスコットランドの裕福な家庭に育った女性に、ドイルはプラトニックな恋愛感情を抱くようになっていた。

それから四年後の一九〇一年、彼は『空家の冒険』を発表し、ここにホームズが復活する。物語の上でホームズは滝壺から奇跡的に生還していたのだった。雑誌への連載は再び大好評を呼ぶが、その間にエミーの体調は刻々と悪化の方向へ進み、一九〇六年、ドイルに看取られながら亡くなるのである。

これ程まで妻に尽くしたドイルであるが、本当は妻を愛していなかったとの噂も囁かれる。

それというのも、エミーの死から一年後、彼はレッキーと再婚を果たしているのである。さらに、ドイルとエミーの関係について、『最後の事件』をめぐる驚くべき説がある。この小説の中でホームズが滝壺に落ちる展開は、「エミーを滝壺に落としたい」というドイルの深層心理を表しているというのだ。エミーは非社交的な性格であり、次第に名声を得るようになったドイルにとって、たしかに重荷になっていたようだ。そこにおこった彼女の結核発病という出来事。ドイルが深層心理のなかで、エミーを滝壺に落とす妄想にかられた可能性はある。

だが、この説を否定する根拠としてエドガー・アラン・ポーの存在がある。推理小説や怪奇小説で著名なこのアメリカ人作家は、ドイルにとって憧れの人物だった。ドイルがホームズをつくり上げたのも、ポーの推理小説『モルグ街の殺人』に登場する探偵デュバンを意識してのことである。そんなドイルが師と仰ぐポーも妻を結核で亡くしていた。ポーは二十七歳の時に、わずか十三歳だった従妹と結婚しているが、彼女はそれから十二年後に結核で帰らぬ人となっている。この時のポーの介護は異常なほどで、彼は片時も妻から離れることはなかった。そして妻が亡くなった夜は、復活を信じて一晩中亡骸を抱きしめていたのである。

こうしたポーの献身ぶりをドイルも知っていたはずだ。そして、自分が師と仰ぐ人物が体験した不幸に自らも遭遇し、ドイルは同様な行動をとったのではないか。妻の結核発病という不幸に、彼は心底から献身的に臨んだのだろう。よもや滝壺に落としたいなど、考えもつかなかったはずだ。むしろ『最後の事件』には、ドイルの妻への深い愛が込められているのである。

7　産業革命後の試練

コッホが開発したツベルクリン治療は、間もなく完全に否定され、サナトリウム療法が再び脚光をあびるようになる。やがて一九四四年、アメリカのワックスマンがストレプトマイシンを開発し、ここに奇跡の治療が現実のものとなった。しかし、この時代のヨーロッパで結核の流行はすでに鎮静化していた。

産業革命を経て工業化が進んだヨーロッパ諸国では、労働者に結核患者が多発することを憂慮し、さまざまな職場環境の改善が計られていた。これが結核の流行阻止につながったのである。さらに、この職場環境改善の動きは、一九世紀後半の労働組合運動の活性化へと発展する。イギリス、フランス、ドイツでは次々に労働者階級の政党が誕生し、議会に議席を占める程の成長を見せる。

こうして一九世紀の結核の流行を眺めると、それは産業革命による工業化の過程で発生し、職場環境の改善など労働者の保護が進むと消滅するパターンをとっている。結核の流行とは、産業革命後の劣悪な労働環境を整備するための一つの試練だったのかもしれない。これは日本も同様で、明治維新後の工業化にともない、結核は労働者を中心に大流行した。当時の女工たちの悲しい運命を綴った山本茂実の『ああ野麦峠』の中でも、この状況はリアルに描かれている。

幸い日本でも第二次大戦後に職場環境の改善が進むと、結核患者数は激減したが、最近は発展途上国での流行が深刻となっている。現在でも結核患者は全世界で年間九〇〇万人近く発生しており、その八〇%は発展途上国での発生なのである。それは、一九世紀のヨーロッパと変わらぬ劣悪な労働環境のなかに蔓延している。ドイル、ポー、ブロンテ一家、そして数多くの労働者の味わった白い疫病の悲しみが、今もこうした国々では繰り返されているのである。

第八章

野口英世事故死説

黄熱（二〇世紀初頭・アフリカ）

1　野口をめぐる死因の謎

「野口英世はガーナのアクラで黄熱により非業の死を遂げた」

これは日本人の誰もが知る偉人伝の一説である。しかし、彼が死んだ一九二七年五月当時、アクラの町で黄熱は流行していなかった。当地に黄熱研究のため滞在していた野口は、患者を探すのに大変な苦労をした程なのである。そして、もう一つ奇妙な事実がある。野口が黄熱を発病したのはアクラではなく、出張で訪れたナイジェリアのラゴスだった。もちろん、この町でも黄熱は流行していない。このように野口の死亡状況については疑問な点が数多くあり、その死因については自殺説や他殺説まで唱えられている。

野口はアクラに到着するまでに、ニューヨークのロックフェラー研究所で微生物学における数々の新発見を成し遂げ、世界的な名声を獲得していた。とくに一九一八年に南米のエクアドルで、黄熱の原因とされる細菌を発見してからは、「人類の救世主」とまで持て囃されたのである。そんな野口の発見が一九二〇年代になり疑問視されるようになる。この疑惑に応ずるため、一九二六年一一月、野口は黄熱の流行が勃発した西アフリカのアクラに乗り込んでいった。

しかし彼が到着した時に、西アフリカでの流行はすでに鎮静化していた。やがてアクラ近郊の村で患者を発見し、その血液などを用いた研究が開始される。それは患者血液をサルに接種し、死後に解剖して体内の病原体を顕微鏡で探すという作業だった。この研究のため、翌一九二七年二月までに約六〇〇頭のサルが使用されていた。そして三月になり、野口は自説を確信する研究結果を得て、ニューヨークへの帰国準備に入る。アクラを出発する日も五月一九日と決められていた。

帰国を前にした五月一〇日、彼は挨拶のため、ラゴスにあるロックフェラー財団の西アフリカ本部を訪れる。そこは同じロックフェラーという組織の中にありながら、野口の細菌説に対立し、黄熱ウイルス説を唱える研究者たちの牙城でもあった。それでも、友好的な雰囲気のなかに訪問は終了し、五月一一日、野口はアクラへの帰途につく。その船中で彼は高熱を発するのである。翌一二日、アクラ到着後に白人専用病院へ入院し、そこで黄熱の診断が下される。病状は一進一退を続け、遂に五月二一日正午、彼は五一年の波乱の人生に幕を閉じるのである。

2　死因は黄熱か？

野口の死亡状況は以上のとおりだが、果たして死因は本当に黄熱だったのか。まず、彼の発病から死亡までの経過は、黄熱のそれに合致するものである。

現在までに、黄熱はウイルスによっておこることが明らかになっている。つまり、野口の細菌説は間違いだったのだ。このウイルスは発熱をおこすとともに、肝臓と腎臓に強い障害をあたえる。感染して三～六日の潜伏期の後に、高熱や全身の痛みで発病し、やがて肝炎の症状である嘔吐や鼻出血、吐血などが出現する。症状は三日程で一時的に改善するが、野口も五月一一日に発病してから高熱や嘔吐に苦しんだ後、一五日より快方に向かっている。

これで治癒することもあるが、数日後に再び発熱がおこると、重篤な中毒期が始まる。この中毒期には肝臓や腎臓が強く障害され、黄熱の語源となった黄疸が出現し、腎不全のため尿が出なくなる。さらに意識が低下すると、ほとんどの患者は死を迎えるのである。野口も五月一八日より再び発熱し、尿の出が悪くなっていた。一九日朝には痙攣（けいれん）をおこし、それ以降は死を迎える二一日まで意識が朦朧（もうろう）とする状態であった。

臨床経過以外にも黄熱を死因とする根拠はある。まず、野口の助手を務めていた病理学者のヤングが野口の採血を行い、それをサルに接種して黄熱を発病させている。またヤングは野口の死体解剖を行い、その死因を黄熱と確定している。さらに、この時に採取された肝臓の標本が、今でもロンドンの博物館に保存されており、その標本からも野口が黄熱で死んだことは明らかなのである。

3　イエロージャック

それでは、野口はなぜ黄熱に感染したのか。

黄熱は蚊に媒介される疾患である。通常は黄熱ウイルスを持つ蚊に刺されることで、感染が成立する。しかし、その当時の西アフリカでは流行が鎮静化しており、そのような蚊が彼の周囲に棲息していたとは考えにくい。そこで、この謎を解き明かすために、まずは、それまでの黄熱の歴史を振り返ってみよう。

黄熱が人類史上に登場するのは一七世紀のことである。一六四八年、メキシコのユカタン半島やキューバなどカリブ海沿岸地方で、黒色の嘔吐と皮膚の黄染を特徴とする発熱疾患が大流行した。これが最初の黄熱流行に関する記録である。やがて黄熱の流行は新大陸の全域に拡大していった。北米では東海岸を北上し、一六九〇年にはニューヨークに到達している。この当時のマンハッタンには沼地が数多くあり、そこは黄熱の巣窟となっていた。

アメリカが独立した直後の一七九三年には、フィラデルフィアで大流行が勃発する。五万人の人口のうち五〇〇〇人以上が死亡し、市内では中世の黒死病さながらのパニックが発生した。初代大統領のジョージ・ワシントンも当時この町で政務をとっていたが、黄熱流行の影響でマウントバーノンに避難している。この流行により、フィラデルフィアはアメリカの中心都市としての地位を奪われるのだった。

このフィラデルフィアでの流行は、カリブ海のエスパニョーラ島から来航した船が原因だった。それを教訓にして、この国ではカリブ海から入港するすべての船に厳重な検疫を行う法律を制定する。この当時、黄熱は患者から直接感染すると考えられていたが、実際は黄熱ウイルスを持つ蚊が船に便乗して来航し、流行を引きおこしていたのである。

検疫を受ける船は沖合に停泊させられ、黄熱患者が発生しないか監視を受ける。その間に船のマストには黄色の旗を掲げることが規則になっていた。こうした船の中では乗客や乗員が息を殺して、患者が発生しないように祈っていたことだろう。この不吉な旗の色から、当時の人々は黄熱をイエロージャックと呼んだ。

だが、アメリカにとってこの病は悪いことばかりでもなかった。一八〇二年にフランスのナポレオンはカリブ海のハイチで発生した暴動を鎮圧するため、本国から六万人の軍隊を派遣した。この国はエスパニョーラ島の東半分を占める地域で、この当時はフランスの植民地となっていた。ところが、この軍隊の二万人以上が黄熱で死亡してしまったのである。ナポレオンはこの悲報に意気消沈し、これ以降は新大陸への関心を失ってしまう。そして一八〇三年、フランス領だったルイジアナを格安な値段でアメリカに売却するのだった。アメリカにとっては、黄熱のおかげでルイジアナを手に入れることができたわけだ。

その後もアメリカでは南部を中心に黄熱が猛威を奮い、メキシコ湾岸のニューオリンズはその流行の中心となった。こうした状況は、一八六一年に勃発した南北戦争の時代まで続くのである。

4　アフリカ起源説

このように黄熱は新大陸で猖獗(しょうけつ)をきわめていたことから、この病気の起源をカリブ海沿岸地方とする見方が強かった。しかし一八世紀中頃にジャマイカの医師ジョン・ウィリアムスは、黄熱がアフリカにも存在することを確認し、西アフリカから奴隷貿易により新大陸に運ばれたとする説を発表する。彼は西アフリカとカリブ海沿岸を往復する奴隷運搬船の船医だった。この説は激しい論争を巻きおこし、カリブ海起源説を唱える学者との決闘試合により、ウィリアムスは死亡してしまう。

ウィリアムスの説が世に出てから、アフリカでも黄熱の流行がたびたび報告されるようになった。一七七八年には、西アフリカ・セネガルの港町に駐留していたイギリス軍兵士に、大規模な黄熱の流行が発生している。それまでも、西アフリカに滞在するヨーロッパ人の間には、このような流行があったはずだが、マラリアと混同されていたらしい。

それではアフリカの先住民の間には流行がなかったのか。この疑問には、一九世紀初頭のヨーロッパ人によるアフリカ探検の記録が参考になる。たとえば一八一六年にイギリス人タッキーの探検隊が、コンゴ河流域を調査した時のことである。調査の途中でタッキーを含む四割のヨーロッパ人が、黒色の嘔吐をともなう発熱で死亡していた。この症状は黄熱を強く疑うものである。ところが、探検隊には多くの先住民の運搬人がいたが、彼らは何の症状もおこさなかった。これは、先住民の多くが幼少時に黄熱に感染していたためである。幼少時に感染していれば、症状は軽くすみ、回復後は生来の抵抗力が付与されるのである。

その後のさまざまな検証により、黄熱はアフリカに起源するとの説が有力となっている。

一六世紀以降、新大陸では植民地建設のため、西アフリカから多くの黒人奴隷が運ばれてきた。この船に黄熱ウイルスを持つ蚊が便乗していたのである。その結果、黄熱は新大陸に到達し、一六四八年のカリブ海沿岸地方での流行が勃発する。

5　アメリカの執念

南北戦争の時代を経て、アメリカ国内での黄熱の流行は鎮静化していった。それと時を同じくして、一九世紀後半にアメリカの資本主義経済は急速に成長する。その結果、一九世紀末までにアメリカ政府は、国内重視の政策から中南米への覇権確保の政策へと転換する。一八九八年にはキューバの領有をめぐりスペインとの戦争が勃発した。この戦争に勝利したアメリカはキューバを保護国化し、この国への内政干渉を開始する。その手始めが、この地で猖獗をきわめていた黄熱の撲滅作戦だった。

一九〇〇年にアメリカ陸軍は黄熱委員会を組織し、四名の専門家をキューバに派遣した。団長は微生物学者のリード少佐である。彼らは黄熱の感染経路を究明することに全力をあげ、まずは、現地の医師フィンレーが提唱していた蚊による媒介説を検証する作業に入る。その検証方法とは、まさに人体実験であった。

彼らは、ボランティア兵士の腕に黄熱の感染蚊を吸血させ、発病するか否かを判定したのである。しかし兵士は誰も発病しなかった。そこで、調査団のメンバーであるキャロル自身が実験台になることを申し出る。蚊の吸血を受けてから数日後、彼は見事に黄熱を発病し、実験は成功した。幸いキャロルは回復したが、この実験から半月後、感染実験の責任者であった昆虫学者のラゼアーが、黄熱にかかり死亡している。ラゼアーは、偶然にも野生の感染蚊に刺されたと推定されているが、真相は不明である。

ラゼアーの死後も感染実験は継続され、三〇％にも及ぶボランティアが死亡する結果となった。こうした彼らの命の見返りとして、黄熱が蚊に媒介されることが明らかになったのである。この結果を受けて、団長のリードはハバナで蚊の掃討作戦を行い、この町から黄熱は消滅した。

アメリカはこの実績をパナマ運河の建設工事にも応用した。運河の建設は一八七九年にフランス人のレセップスにより開始されていたが、現場が黄熱の巣窟であったため、多くの労働者の命が奪われ、工事は中断状態となっていた。この世紀の大事業に目をつけたアメリカは運河建設の権利を買収し、まず建設現場での黄熱撲滅を第一に行う方針をとる。一九〇四年にリードの後継者であるアメリカ陸軍のゴーガスが現場に派遣され、徹底的な蚊の掃討が開始された。こうしてパナマ地峡の黄熱は一掃され、一九〇七年からは本格的な建設工事が始まり、一九一四年に運河の完成を見るのである。

6　野口の登場

パナマ運河の完成により大西洋と太平洋は直結され、アメリカを取り巻く交通は大変便利なものになった。しかしその反面、カリブ海の黄熱が太平洋沿岸に拡大する危険性も生じていた。この事態に、スタンダード石油のオーナーであるロックフェラー家が手を差しのべる。

この当時のロックフェラー家は、税金対策として慈善事業に関心を持っており、それが黄熱対策へと向けられたのである。一九一四年にロックフェラー財団は黄熱撲滅計画を正式事業に決定し、一九一八年に南米のエクアドルへ調査団を派遣することにした。この調査団の中に、ロックフェラー研究所の野口がいた。

これまでに野口は、梅毒スピロヘータの発見などの功績で、ノーベル賞候補にもノミネートされる存在だった。彼は以前から、黄熱の病原体として細菌の一種であるスピロヘータを想定していた。その根拠は、黄熱と症状の類似するワイル病が、スピロヘータでおこることに由来している。そして、エクアドル到着後わずか九日目に、彼は黄熱の病原体となるスピロヘータを発見し、レプトスピラ・イクテロイデスと命名するのだった。

しかし、彼が病原体の分離に用いた血液は黄熱患者のものではなかった。おそらくワイル病患者のものだったのだろう。つまり野口の発見した病原体は、すでに明らかになっているワイル病のスピロヘータそのものだったのである。二つの病気は類似する症状のため、現地の医師は鑑別することが困難だった。それにもかかわらず、野口は現地の医師の診断を信じてしまったのである。

野口の報告を受けて、ロックフェラー財団は早速に黄熱ワクチンの作成を開始する。大量生産されたワクチンは中南米各地に配付され、集団接種が実施された。このワクチンは黄熱にまったく効果のないものだったが、たまたまこの時期、中南米で黄熱の流行が終息に向かっていたことから、野口のワクチンは世界的な評価を受けることになる。こうして野口は、人類の救世主としてカリスマ的な存在に祭り上げられていった。

ところが一九二〇年代になり、野口の発見は間違いとする論文が相次いで発表される。とくにロックフェラー財団・ラゴス研究所のイギリス人スパークは、黄熱の病原体がウイルスであると強く主張していた。身内からの反論により一大窮地に陥った野口は、起死回生をめざして、黄熱の流行が新たに勃発した西アフリカへと旅立つのだった。

7　事件の真相

ここで、野口がなぜ黄熱に感染したかを詳しく検証してみたい。

まず他殺説であるが、これは可能性がきわめて低い。そもそも他殺説は、野口の発病した時期が、学問的に対立するラゴス研究所を訪問した直後だったために湧き上がったものである。たとえば、研究所の職員が黄熱患者の血液を注射器などで野口に注入すれば、彼を感染させることは容易である。しかし、学説が異なるだけで野口を殺すとは考えにくい。さらに決定的なのは潜伏期間の問題である。病原体が注入されても、発病するまでには最短でも三日を要する。ところが、野口はラゴス滞在二日目に発病しているのだ。

自殺説も否定的である。たしかに野口は帰国を前にして窮地に追い込まれていた。彼は自説が正しいとする研究結果を得たと言っているが、それは強がりだったのかもしれない。しかし彼は帰国する船までも予約していた。また上司や妻に送った手紙にも、自殺を匂わせる内容はまったく見られていない。

最後に事故説である。実験中に病原体で汚染された針を刺したり、サルの解剖中にメスで手を切るなどの状況は十分に想定される。ウイルス説を唱えたスパークも、野口の死の前年、サルの解剖中に誤って黄熱に感染し死亡している。アクラで野口の助手を務めたヤングも、野口の後を追うように黄熱で死亡しているが、彼もサルの解剖中に感染した可能性がある。

サルを用いた実験は、それまでの人体実験に比べて、格段に安全な方法だった。しかし、死亡したサルの体内には黄熱ウイルスが充満しており、その解剖には細心の注意を払わねばならなかった。野口は死の直前に、実験中の事故による感染はなかったと主張している。だが、帰国準備に追われ多忙をきわめていた彼が、気の緩みで事故をおこしても不思議はないのである。こうした状況から、事故説は最も可能性が高いものと考える。

もう一つ、人体実験説がある。野口は帰国を前にして、かなり切迫した状態にあった。このため、自説を証明する起死回生の方法として、自分の身体を実験材料にしたという説である。つまり、故意に自分の体内に病原体を注入したのだ。野口はアメリカにいる間に、自分が作成した黄熱ワクチンを接種していた。自説が正しければ、たとえ体内に病原体が侵入しても発病はしない。彼にはその自信があった。そして野口の頭には、二〇年以上前にリードたちが実施した人体実験の模様が思い浮かんだのではないか。彼は臨終の真際に、「ぼくには、わからない」という言葉を残している。それは、自分の最後の実験結果に対する正直なコメントだったのかもしれない。

8　アメリカ帝国主義の先兵として

野口が死んで一〇年後の一九三七年に、ロックフェラー研究所のマックス・タイラーは真の黄熱ワクチンの開発に成功する。この業績により、タイラーは一九五一年のノーベル医学賞を受賞した。彼の作成したワクチンの効果により、アフリカや南米での黄熱患者は大幅に減少したが、現在でも密林の奥深くでは黄熱の流行が続いている。

一九〇一年、アメリカの大統領に就任したセオドア・ルーズベルトは、世界的な帝国主義の風潮を受けて、アメリカ独自の帝国主義を提唱した。それはアメリカ文化を未開の地にも広げ、世界中の人々に幸福をもたらすという思想である。この戦略の一つとして、アメリカは経験豊かな黄熱対策を選び、それによる世界救済を考えたのである。ロックフェラー研究所は、こうした黄熱対策の中枢として機能し、野口はその指示で研究を続けた。結果的にアメリカのこの戦略は大成功を納め、アメリカ帝国主義が世界を支配する歴史の流れに貢献する。この観点に立てば、野口の死とはアメリカの意図した帝国主義戦略への殉職と言えるだろう。

野口をはじめとする黄熱研究者のなかには、この病気で殉職した者が数多くいる。それは、黄熱の研究が微生物学の確立された二〇世紀初頭に始まったためである。それまでは、患者の検体を顕微鏡で観察し、病原体を発見することが唯一の研究方法だった。しかし、この時代になると感染実験により病原体を証明する方法がとられるようになる。とりわけ、ウイルスという顕微鏡では見えない微小な病原体を相手にするには、感染実験が必須のものだった。そして、この実験こそが、当時の研究者にとっては大変に危険な行為だったのである。

医学の歴史のなかで、野口の黄熱に関する業績の評価は低い。それは、黄熱の病原体を取り間違えた学者として仕方のないことである。しかし、彼の死因が事故であっても故意であっても、命懸けでこの病気と格闘した姿は、人類の歴史のなかで高く評価されることだろう。

第九章　ウィルソン大統領の賭け　インフルエンザ（一九一八年・アメリカ）

1　存在の気配すらない疫病

四〇〇〇万人の死亡。これは一九一八年に発生したインフルエンザによる犠牲者の数である。その数は、この年に終戦を迎えた第一次大戦の戦死者八五〇万人を遥かに凌ぐ数となった。スペインカゼと呼ばれるこの疫病について、アメリカの歴史学者クロスビーは次のように述べている。

「人類の歴史を見渡しても、同じくらいの期間にこれほどの犠牲者を出した病気は他にはない」

これだけの歴史上の大惨事でありながら、スペインカゼの流行はその実態が明らかにされていない。二〇世紀初頭という情報化の進みつつある社会においても、この疫病は第一次大戦の闇に隠れ、その存在を不明瞭なものとしてきた。だが、スペインカゼは驚異的な数の死亡者を記録しただけでなく、第一次大戦の行方を大きく左右する力を歴史のなかに残していたのである。

インフルエンザの流行は、中世以降のヨーロッパでたびたび発生している。冬に流行する病であることから、当時の人々はこの疫病が冬に特有な星の配置でおこるのではないかと考えた。そこで星の影響すなわちインフルエンス（influence）という言葉が、この病の名称になったのである。

一六世紀の大航海時代を経て大陸間の交流が活発になると、この疫病は世界的な流行を周期的に繰り返すようになる。とくに一九世紀には三回の大流行が記録されているが、一八八九年を最後にインフルエンザの世界的流行は途絶えていた。

この大流行が次に発生したのは、時あたかも第一次大戦が終盤を迎える一九一八年のことだった。

2 流行の発端

一九一四年に勃発した第一次大戦は、ドイツとオーストリアの同盟国側が、フランス、イギリス、ロシアの連合国側に挑むという最初の近代戦だった。開戦当初のドイツ軍の快進撃も次第に止み、一九一五年以降、東西の広大な戦線は膠着状態に陥っていた。ここに変化が訪れるのが一九一七年のことである。

この年の三月にロシアで革命がおこり、一一月にはソビエト政権が誕生する。これにより、翌一九一八年三月にロシアは単独で同盟国側と講和条約を締結し、東部戦線から撤退する。さらに一九一七年四月、それまで中立を守ってきたアメリカが、ドイツによる無制限潜水艦戦の開始をきっかけに、連合国側の一員として参戦することになる。こうして戦況は、西部戦線でのドイツ軍と連合軍の最終決戦へと進展していった。

アメリカは参戦を決定してから徴兵法を議会で可決し、兵員の増強を加速していた。じつは、それまでのアメリカには強大な海軍があったものの、陸軍はないに等しい状況だった。ヨーロッパでの戦況が風雲急を告げるなか、アメリカは国内の若者を総動員して強大な陸軍の創設に努めなければならなかったのである。

その間にドイツ軍はロシアの撤退した東部戦線から大量の兵員を西部戦線に移動させ、一九一八年三月からカイザー戦と呼ばれる総攻撃を開始する。この時点でヨーロッパに上陸していたアメリカ兵は未だ三五万人にすぎなかった。

そんな一九一八年の三月にアメリカ国内では大変な事態が発生していた。新兵の訓練を行っていた国内の基地で原因不明の肺炎が流行を始め、多くの兵士が次々に倒れているというのだ。これがスペインカゼの発端だった。しかし、ドイツによる総攻撃の時機が迫っているなかで、アメリカはその情報をひた隠しにし、兵力の増強に努めたのである。

やがて同年の四月、フランスのマルセイユにこの疫病は姿を現す。この港町はアメリカ軍の上陸地点にあたり、そこには数多くの兵士が集結していた。そして瞬時にして、疫病はヨーロッパ全体に拡大していったのである。当時、スペインは中立を守っており、国内の情報は比較的オープンにされていた。この病が五月に首都マドリードを襲い、国王アルフォンソ一三世をはじめ二〇万人以上が病に倒れたことも、世界中に報道された。こうした経緯で、人々はこの疫病をスペインカゼと呼ぶようになった。

3　戦場を襲う死神

西部戦線でもスペインカゼは容赦なく両軍の兵士たちを襲った。劣悪な衛生環境のなかで集団生活している彼らに、この疫病は致命的な被害を及ぼす。さらに、その被害は戦況を変える程の事態を招くのである。

三月に開始されたカイザー戦により、ドイツ軍は膠着状態にあった西部戦線を突破し、フランス国内の奥深くに侵入していた。五月下旬より開始された戦闘では、ドイツ軍がパリから僅か五六マイルのマルヌ河まで到達しており、パリ陥落も目前の状況だった。ところが、ここでドイツ軍の進撃は突如として止る。彼らは連合軍ではなくスペインカゼの襲撃を受けたのだった。多くのドイツ兵がこの病に倒れ、これ以上の進撃は困難となっていた。

六月は両軍にさらに多くのスペインカゼの患者が発生した。戦線は一進一退を続け、七月中旬にはドイツ軍が再びパリに迫るが、これも失敗に終わる。これ以降、ドイツ軍は作戦の失敗を認め撤退に移るのだが、その当時の作戦責任者であるルーデンドルフ総監は、後に次のような回想を述べている。

「この敗走は参戦してきたアメリカ軍によるものではなく、燃えるように広がってきたスペインカゼで兵士がことごとくやられたためである」

戦場ばかりでなくドイツ軍の背後も同様な状況だった。ルーデンドルフは五月以降、何回も参謀本部に兵士の増強を求めていたが、この要求は実現されずに終わる。ドイツ国内でも相当数の患者が発生し、とても新たな兵士を戦場に送る余裕などなかったのである。

こうしてカイザー戦は失敗に終わり、続いて八月からは連合軍の大攻勢が始まる。この時点でアメリカは、一〇〇万人の兵士をヨーロッパに送り込むまでに成長していた。一方、スペインカゼの流行は八月に小休止の状態となるが、これ以降のドイツ軍は徐々に衰退を見せ、次第にその支配地域を狭めてゆくのだった。

4　なぜスペインカゼは発生したか

スペインカゼをはじめとするインフルエンザの周期的な大流行は、それまで流行していたウイルスが突如姿を変えることに起因する。例年冬に発生する流行では、人間がある程度の抵抗力を持っているため、大流行には至らない。ところが、インフルエンザウイルスが姿を変えると、人間はまったく抵抗力がないため大流行となり、多くの死者をだすのである。この姿を変えたウイルスが、新型インフルエンザウイルスと呼ばれるものである。それでは、ウイルスはどのように姿を変えるのか。

インフルエンザウイルスは、元来、鳥の腸に寄生する病原体である。とくにカモや白鳥など渡り鳥の腸管には、多くの種類のウイルスが潜んでいる。これがトリ型インフルエンザウイルスである。トリ型ウイルスはカモや白鳥と共生関係にあり、症状をおこすことはほとんどない。こうした渡り鳥は、夏はシベリアなど寒帯の営巣地で産卵を行い、冬は温帯や亜熱帯で越冬することを繰り返している。そのいずれの場所でも、鳥が羽を休める水場は、便に排泄されたトリ型ウイルスにより汚染されているのである。このウイルスが地元のアヒルやニワトリに感染すると病気をおこし、その地域にはトリ型ウイルスが蔓延する。だが、トリ型ウイルスが人間に直接感染することは稀である。それよりもトリ型ウイルスはブタに比較的容易に感染し、そこで大きな問題が発生する。

ブタにはトリ型ウイルスだけでなく人間のインフルエンザウイルスも感染する。同時に二つのウイルスがブタに感染すると、その体内ではウイルス同士が接触し、トリ型ウイルスは人間への感染を容易にする遺伝子を獲得してしまう。これが新型インフルエンザウイルス、すなわち姿を変えたウイルスである。

新型ウイルスはその感染力や毒性が通常のウイルスに比べて格段に強い。例年発生する流行では全世界の人口の一〇%が感染するとされているが、新型ではそれが二〇%以上に達する。また死亡率も通常のウイルスでは〇・一%以下であるが、新型では二～三%にものぼる。こうした状況がスペインカゼの流行でおこっていたのである。それでは、スペインカゼはどこで発生したのだろうか。

一九一八年の春先よりアメリカの陸軍基地で流行がおこっていたことはすでに述べた。だが、アメリカを発生地と考えるのは早計である。最近三〇〇年余りの大流行を振り返れば、新型ウイルスの発生地はほとんどがアジアそれも中国だったのである。

中国南部には渡り鳥の越冬地が数多くある。そこは有数の米作地帯でもあり、こうした水田には害虫駆除のために多くのアヒルが放たれていた。しかも、そこでは養豚業も盛んだった。つまり中国南部には、渡り鳥、アヒル、ブタ、人間と新型ウイルス発生に必要なパーツがすべて揃っていることになる。こうした状況から、歴史上この地は、新型ウイルスの震源地となってきたのである。

スペインカゼが流行する直前の一九一二年、中国では辛亥革命が勃発し中華民国が成立している。国内は大混乱に陥っていたため記録に乏しいが、そこで前触れとなる流行が発生した可能性がある。またこの時期は、国内の混乱を逃れて海外に渡航する中国人も多かった。その一群がアメリカに渡り、新型ウイルスを拡大させたことも充分に考えられるのである。

5 恐怖の第二波

スペインカゼは八月に入ると鎮静化の傾向を示していた。このまま終息するかと思われた九月初頭に、第二波の流行が発生する。それは第一波をはるかに凌ぐ史上空前の大流行へと進展するのである。姿を隠していた一ヶ月の間に、新型ウイルスは完全なる死神に成長していた。

異変は八月下旬よりボストン近郊の陸軍基地で進行していた。兵士の間に再び肺炎が蔓延し、多くの死者が発生したのである。流行は時をおかずしてボストン市内にも波及し、そして瞬く間にアメリカの東部一帯に拡大していった。九月上旬にはニューヨーク、ワシントン、フィラデルフィアなどで死者の数が増加し、遺体が処理できずに放置される事態となる。政府機関をはじめ学校、教会、劇場も閉鎖となり、町はマスクをつけた人々で溢れかえった。この時点で西海岸には流行が波及していなかったが、サンフランシスコでは先を見越して、葬儀屋が棺桶の量産態勢に入っていた。

流行はアメリカだけにとどまらなかった。ヨーロッパはもちろんのことアジアでもスペインカゼは猛威を奮い、インドでは五〇〇〇万人、中国では一〇〇〇万人もの死者が発生したのである。さらに流行は日本にも波及し、三〇万人近い死亡が確認されている。

こうしたスペインカゼの大流行の一方で、ヨーロッパでは戦争が継続していた。アメリカは国内が修羅場と化していたが、ヨーロッパへの兵力増強をさらに加速させる。その甲斐あってか、連合軍は九月一五日にバルカン戦線でドイツ側のブルガリア軍を撃破し、この地に大きな突破口をつくるのに成功する。やがて九月二六日に連合軍は西部戦線で大攻勢に突入し、ドイツ軍は大きく後退するのである。

それから二日後の二八日、ドイツ軍の実質的な司令官であったルーデンドルフ総監はそれまでの強行路線を放棄し、連合国側と停戦交渉に入ることを提案する。ドイツ側守備線の崩壊とともに、国内がスペインカゼにより著しく疲弊していたことが、路線転換の一因だった。すでに第一次大戦は最終局面を迎えていた。

6　大統領の決断

満身創痍のアメリカをここまで牽引してきたのは、第二八代大統領のウッドロー・ウィルソンである。彼は約二〇年ぶりの民主党大統領として一九一三年に就任していた。前大統領のセオドア・ルーズベルトが火のように激しい性格と揶揄されたのに対し、ウィルソンは水のように冷静な性格であった。一九一四年に大戦が勃発した時も中立を宣言し、一九一七年までにアメリカは驚異的な経済発展を遂げるのである。だが、ドイツによる無制限潜水艦戦開始による参戦、さらにはスペインカゼの猛威により、冷静沈着なウィルソンの心も大きく揺れ動いたようだ。

一〇月三日、ドイツ側はルーデンドルフの意向を受けて、宰相マックスがウィルソンに休戦と講和を求める提案を発信した。これはウィルソンにとってみれば願ってもない提案だった。なぜならば、九月末から一〇月初旬にかけてアメリカでのスペインカゼは流行のピークを迎えており、もはや新たな徴兵は難しい事態になっていたのだ。そこでウィルソンは、この提案を他の連合国首脳と相談することなく独断で受け入れる旨を発信する。それは一〇月八日のことだった。休戦の条件は、ドイツ軍の占領地からの撤退を求めるだけの安易なもので、もしこの条件で講和が成立していれば、ドイツ帝国の崩壊はなかったことだろう。ところが、ここで歴史は大きく動いてしまう。

一〇月一二日にドイツの潜水艦が連合国側の艦船レスター号を撃沈し、多くのアメリカ人が死亡するという事件が発生した。この出来事により、アメリカでは戦争の継続を求める声が大勢を占めるようになる。ウィルソンはこうした世論を配慮し、苦渋の決断を迫られる。この事件直前の一〇日、フィラデルフィアでは日に六〇〇〇人以上と過去最高の死者を記録していたのである。戦争を継続できる状況にないことを、大統領は一番よく知っていたはずだ。だが、ここでウィルソンは賭けにでる。一〇月一四日、二回目の条件提示をドイツ側に発信したのである。それはドイツの政治制度の改革を要求する強硬なものだった。

この電文がドイツ側に届いたのは一七日のことだが、これを見てルーデンドルフは激怒し、再び戦争の継続を主張する。しかし宰相マックスはそれを拒み受諾の方針を打ち出すのであった。もはやドイツは戦争と疫病で憔悴しきっていた。その一方でアメリカもぎりぎりの状態だった。同じく一七日、ウィルソンの執務する首都ワシントンではスペインカゼの死者が一日で九一人を記録し、この日は連邦裁判所も休廷になる程の惨状だったのである。こうした状況をドイツ側が知っていれば、休戦の行方も変わっていたことだろう。しかし、それを知らないドイツは条件受諾の電文を二〇日に発信する。まさにウィルソンの賭けが成就した瞬間だった。

一〇月二四日、ウィルソンは最後の条件を提示する。それはドイツの無条件降伏を求めるものだった。もはやこの時点でアメリカでの流行はピークを過ぎており、ウィルソンも強気な対応ができるまでになっていた。そして二七日、ドイツ側はこの最終条件を受諾し、ここに休戦のための準備が整うのである。一一月一〇日、ドイツ皇帝ウィルヘルム二世はオランダへ亡命する。この悲報を国民に発表する宰相マックスの声は、じつに聞きとりにくいものだった。なぜならば、彼自身もスペインカゼにかかり回復したばかりだったのである。そして翌一一日、四年におよぶ第一次大戦が終結する。

7　新型ウイルス発生の正体

スペインカゼの流行は第一次大戦の終了と時を同じくして鎮静化し、翌一九一九年の春には消滅していった。それから約一〇年後の一九三〇年に、ロックフェラー研究所のジョーブが、ブタからインフルエンザウイルスの分離に成功する。さらに一九三三年には、ロンドン国立医学研究所のスミスが人間のウイルスを分離し、スペインカゼの正体も明らかになる。その後の研究の結果、インフルエンザウイルスにはA型、B型、C型の三種類があり、このうち大流行をおこすウイルスがA型であると判明する。A型の表面にはHとNという二つの抗原が存在し、この抗原が変化すると新型ウイルスになることが明らかになった。

そして一九五七年、アジアカゼの流行と呼ばれる大流行が発生する。このウイルスの表面抗原はH2N2だった。それから十一年後の一九六八年、ホンコンカゼの流行が発生するが、表面抗原はH3N2に変化していた。いずれのウイルスも発生地は中国南部と推定されているが、それから後、ウイルスは大きな変化をおこすことなく現在に至っているのである。

それでは、スペインカゼの表面抗原は何だったのか。そんな疑問を持たれる読者もいるだろう。じつは、それが最近まで明らかではなかった。スペインカゼが流行した時点で、インフルエンザウイルスは発見されておらず、その抗原など知る術もなかった。

しかし、アメリカ陸軍ではスペインカゼで死亡した兵士の病理標本を保存していた。これは、非業の死を遂げた兵士の死因をいつの日か明らかにしたいという執念の賜物であった。この標本と最新の遺伝子技術を用いて、一九九七年に陸軍病理研究所のタウンベーカーはスペインカゼの原因ウイルスを解明したのである。その表面抗原はH1N1だった。これは一九七七年から小規模な流行をおこしているソ連型とまったく同一であり、ソ連型はスペインカゼの研究をしていた施設が誤って漏出したものではないか、との説も唱えられている。

現在、冬場に流行するA型インフルエンザウイルスは、ホンコンカゼの名残であるH3N2とソ連型のH1N1の二種類になっている。それがいつ姿を変えるのか最大の関心事であるが、その前触れとも言える事件が一九九七年におこった。香港でトリ型ウイルス（H5N1）がニワトリに流行し、人間にも感染者が発生したのである。さらに二〇〇四年初頭にはアジア全域でこのウイルスが流行し、ベトナムやタイでは少数ながら人間にも被害が及んでいる。このまま流行が続けば、新型ウイルスが誕生する日もそう遠いことではないだろう。

8　第一次大戦での役回り

スペインカゼの流行はたまたま第一次大戦の最中に発生したが、一方で、それは必然的なものだったとの考えもある。それまでに二十年近くも大流行がなく、大戦という人の移動が活発な時期で、さらに震源地となる中国では社会混乱が発生している。これだけの条件が揃えば新型ウイルスが発生し、大流行をおこしても不思議はないだろう。

こうして発生したスペインカゼは、第一次大戦の結末、とくにドイツの行方に大きな影響力を及ぼした。すなわち第一波はドイツ軍の戦略的な失敗を招き、第二波はドイツ帝国の崩壊を引きおこしたのである。それと対照的に連合国側、とくにアメリカはこの災難に耐えて、見事に勝利を手にしたのだった。その立役者であるウィルソン大統領は、戦争と疫病という二重の心労が災いし、終戦の翌年である一九一九年一〇月に脳卒中に倒れている。彼は一九二〇年に、大戦後の国際秩序の構築に貢献した功績を認められ、ノーベル平和賞を受賞しているが、休戦交渉の過程で彼が下した勇気ある決断も、賞賛すべきものである。

スペインカゼは人類史上で未曾有の災禍をおこした。その一方で、この疫病は無益な戦争を終結させるための重要な役回りを演じていたとも言えるだろう。

第一〇章 もう一つのホロコースト　発疹チフス（一九四五年・ドイツ）

1　アンネの死

一九四四年八月、オランダのアムステルダムでユダヤ人のフランク一家は、ドイツ警察に逮捕され、ポーランドのアウシュビッツ収容所へと移送された。これが『アンネの日記』の主人公アンネ・フランクとその一家の末路である。だが、彼女がアウシュビッツに収監されてからの消息は意外に知られていない。じつのところ、彼女はそこで殺されたのではなかった。その年の一〇月末に、アンネと姉のマルゴットはドイツ国内のベルゲンベルゼン収容所へ移送されていた。そして翌一九四五年の三月に彼女は病死している。それは、連合国側により収容所が解放される約一ヶ月前の出来事だった。この少女を葬った病こそが、不潔病と呼ばれる発疹チフスなのである。

第二次大戦も末期になると、ユダヤ人収容所は不潔の巣と化していた。定員をはるかに越えるスシ詰め状態のなかで、食料が枯渇して餓死する者も多かったが、着替える服もなく、入浴などできるはずのない環境で、ユダヤ人たちは不潔という地獄を体験する。こうした不潔地獄に止めを刺したのが、発疹チフスの流行だった。

この病はシラミにより媒介される感染症で、不潔な環境下に無数のシラミが繁殖する状況になると流行が発生する。そうした環境にいる人々は飢餓や疲労ですでに衰弱しており、その死亡率はきわめて高いものになった。アンネが移送されたベルゲンベルゼン収容所も、まさにそんな状態だった。そして彼女も発疹チフスの餌食となり、十六歳の短い一生を終えるのである。

第二次大戦下、ナチス・ドイツによって行われたユダヤ人の絶滅政策をホロコーストと呼ぶ。この政策により四〇〇万人以上のユダヤ人が殺されていた。ナチスはその殺戮手段としてガス室を用いていたが、そこに辿り着く前に発疹チフスにより死亡するユダヤ人も相当数にのぼった。それはガス室での殺戮に匹敵する程の惨劇だったのである。

2　バラ色の発疹と幻覚

発疹チフスはリケッチアという病原体によりおこる。シラミは人間を吸血する時に脱糞するが、この糞の中にリケッチアが混入している。刺された部位を掻きむしると、病原体は皮膚の中に擦り込まれ、血液中へと侵入する。それから十日程たってから、突然の発熱とともに、バラ色の発疹が全身をつつむ。それは、リケッチアが血管を喰い破って生ずる出血斑なのである。

もう一つ、発疹チフスの代表的な症状として精神症状がある。アンネも死の直前には、幻覚のなかですべての衣服をひきずりおろし、毛布の中で熱に震えていたそうだ。

ロシアの作家チェーホフの短編小説「チフス」には、主人公のクリーモフ中尉が発疹チフスを発病し回復するまでの様子が描かれている。主人公は帰郷の途上でこの病気にかかり、なんとか家に辿り着くが、そこで意識を失ってしまう。幻覚に苦しみながらも、次第に意識が回復してくると、目の前に涙を流している家族の姿がある。彼の看病にあたっていた妹が死んでしまったのだ。意識を取り戻したばかりのクリーモフに、家族が冷酷な一言を告げる。

「おまえのチフスがうつってね、妹が死んでしまったのだよ……」(松下裕訳・筑摩書房)

クリーモフ中尉は二週間余りの苦悩を耐えぬいて回復したが、彼の妹のように僅か数日で死んでしまうこともあった。現代では抗菌剤の投与で完治する病気であるが、治療法がない時代には、患者の二〇％前後が死亡していた。さらに、もともと衰弱している人が発病すると、死亡率は六〇％近くにも達するのだった。

この病が歴史の舞台に登場するのは近世になってからである。最初の流行は一四八九年にイベリア半島のグラナダで発生した。この当時、イベリア半島ではキリスト教徒によるレコンキスタ（再征服）が終盤を迎えており、敵対するイスラム教徒はグラナダとその周辺に追い込まれていた。この都市を包囲していたアラゴンとカスティラの連合軍に、ヨーロッパで最初の発疹チフスの流行が発生する。この流行により二万人近い兵士が死亡するが、最終的にグラナダは陥落し、イベリア半島からイスラム勢力は一掃されるのである。この戦争の後に、アラゴンのフェルディナンド国王とカスティラのイザベラ女王は結婚し、ここにスペイン王国が成立する。だが、その陰でこの新興国には発疹チフスが土着し、ヨーロッパの内陸深くへ侵入する機会を狙っていた。

3　ハプスブルグ家との因縁

ヨーロッパでの二回目の流行は、フェルディナンドとイザベラの孫にあたるハプスブルグ家のカルロス一世に数奇な運命をもたらした。この人物は本書でも何度か登場しているが、一五一九年に神聖ローマ皇帝のカール五世として即位した人物である。この皇位を不動なものにするため、彼はローマで正式に戴冠式を挙行することを望んでいた。

一五二七年、彼はローマ入城を果たすが、市内でペストが発生したため、南方のナポリへの退避を余儀なくされる。ここで、宿敵であるフランス国王・フランシス一世がイタリアに侵入し、一五二八年にナポリを包囲してしまう。カルロス一世の命運も尽きたかと思われたその時、フランシス一世の軍隊内に発疹チフスが蔓延し、包囲軍は壊滅するのである。こうしてカルロス一世は戴冠式を挙行し、正式に神聖ローマ皇帝の位に就くのだった。これ以降、ハプスブルグ家は神聖ローマ帝国（現在のドイツを中心とする地域）の支配者として君臨するのだが、その崩壊にも発疹チフスは関与していた。

カルロス一世の甥にあたるマクシミリアン二世が皇位についたのは一五六四年のことである。彼は東方を脅かすオスマントルコ帝国を撃退するため、一五六六年にハンガリー遠征を行った。この時、彼の軍隊に発疹チフスが発生したため、止むなく撤退をしている。問題はその後で、遠征軍の帰還兵たちがドイツ各地にこの病気を撒き散らしたのである。こうして発疹チフスは帝国内の風土病と化していった。

やがて一六一八年から帝国内には三十年戦争が勃発する。これはカトリック信者である支配者のハプスブルグ家と、各地のプロテスタント勢力の戦いであったが、隣国のスウェーデンやフランスを巻き込む国際的な紛争へと発展していった。戦場となったドイツの村々は荒廃し、食料不足により兵士や住民は極度に疲弊する。ここに追い討ちをかけたのが、度重なる発疹チフスの流行だった。明確な勝敗がつかないまま、一六四八年に戦争が終結した頃には、ハプスブルグ家の威信は失墜し、それとともにドイツは長い分裂の時代を迎える。

4 なぜ近世になり流行が始まったのか

近世以前のヨーロッパに発疹チフスが存在したか否かは、それ以前の書物にこの病気の記録がないため明らかではない。だが、記録がないということは、この病気が近世になりヨーロッパに出現したと考えるのが妥当なようだ。

ヨーロッパへの発疹チフスの侵入は二つの経路から始まった。一つはイベリア半島のグラナダであり、もう一つはハンガリーからである。いずれもイスラム教徒との戦いの最中に、キリスト教徒側に流行が発生するという様式をとっている。こうした状況からすれば、もともとアジアで流行していた病気がヨーロッパに侵入したと考えるのが自然である。

アメリカの微生物学者ジンサーは、発疹チフスの原型として発疹熱という病気に注目している。これは発疹チフスと同様にリケッチアを病原体とするが、ネズミの間に流行する病気である。ヒトも偶発的に感染するが、その症状は発疹チフスに比べて軽い。この病気がアジアのネズミの間では、古くから流行していたようだ。

近世を迎えヨーロッパとアジアの交流が活発になると、ヨーロッパでも発疹熱の患者が発生するようになる。一四世紀のペストの流行で発疹熱の本来の標的であるネズミが減少したことも、人間の感染が増えた一因と考えられる。さらに、この頃よりヨーロッパ各地では大規模な軍事行動が展開されるが、従軍する兵士たちにシラミが大量発生し、人から人に発疹熱を伝播するようになったのである。病気自体も重篤なものへと変化し、ここに発疹チフスが誕生する。

以上はあくまでも仮説であるが、近世ヨーロッパに見られたアジアとの活発な交流や各地での戦乱の果てに、発疹チフスという病気が発生したのは間違いないようだ。

5　ヨーロッパの戦乱に出没するハイエナ

一八世紀のヨーロッパでは、オーストリア継承戦争や七年戦争など大規模な軍事行動が続いていた。そのたびに戦場では発疹チフスの流行が発生し、多くの兵士の命を奪うのである。この当時の戦争では、戦闘による死亡者数よりも病死する者の数が圧倒的に多かった。この病死の原因として、戦争初期には赤痢や腸チフスなど消化器伝染病が大半を占めたが、戦争の末期になると兵士の衰弱や衛生状態の悪化により、きまって発疹チフスが流行する。その姿は、サバンナで大型の肉食動物が去った後、餌にありつこうとするハイエナを彷彿させるものだった。

こうした戦乱のうちでも、一八一二年にナポレオンが行ったロシア遠征に際して、発疹チフスはその不気味な力を顕示する。この年の六月に、彼の軍隊は四五万人の大兵力でロシア征服をめざしたが、予想されたとおりモスクワへの行軍中に赤痢や腸チフスの患者が多発する。しかし、それはほんの前哨戦にすぎなかった。九月、モスクワに入城してから、バラ色の発疹と発熱を呈し死亡する兵士が日増しに増えてくる。発疹チフスの流行が始まったのである。こうした疫病の流行や食糧難により、ナポレオンは一〇月に撤退を決意するが、帰路はさらに悲惨な状況であった。疲労困憊（こんぱい）して撤退する兵士たちを、ロシアやポーランドのゲリラとともに、発疹チフスが容赦なく襲いかかった。この遠征で無事に帰還できたのは、僅か四万人の兵士だったのである。

ナポレオンのロシア遠征の失敗をはじめ、度重なる戦乱での発疹チフスの流行を教訓とし、一九世紀後半になると各国の軍隊では兵士の衛生管理に万全を尽くすようになる。不潔な環境がこの病の発生源になるとの考えから、衣類や寝具は厳重に消毒され、石鹸により兵士の体はきれいに磨きあげられた。その結果、二〇世紀初頭には戦乱での発疹チフスの流行は影を潜めていく。一九〇九年にはこの病気がシラミにより媒介されることが明らかになり、さらに一九一六年にはロカ・リマによって病原体であるリケッチアが発見される。

一九一四年に勃発した第一次大戦においても、発疹チフスは影を潜めていが、大戦末期にバルカン半島のセルビアでこの病は再び炸裂する。流行が勃発したのは捕虜となったオーストリア兵の収容所だった。そこでは捕虜の半分にあたる六万人がこの病で死亡し、それから流行は東部戦線に拡大していった。さらに、この流行は革命の動乱にあったソ連を襲い、患者数二五〇〇万人、死者二五〇万人という事態を招くのである。この大惨事にあたり、レーニンは次のような言葉を残している。

「社会主義がシラミを打ち破るか、シラミが社会主義を打ち破るか、どちらかである」

その後、一九二三年にはシラミ駆除の特効薬であるＤＤＴが、さらに一九三〇年代にはワクチンが開発され、第二次大戦が勃発する一九三九年までにヨーロッパ諸国では、発疹チフスの流行はコントロールできる状況になっていた。

6 監獄熱

このように、近世ヨーロッパで発疹チフスは戦争や飢饉をきっかけに大流行を繰り返すが、イギリスではこの病気を監獄熱と呼んでいた。イギリスに限ることではないが、当時の監獄は衛生環境が劣悪で、日常的に発疹チフスの患者が発生していた。絞首台よりも、はるかに多くの囚人がこの病気で命を落としていたのである。さらに監獄だけでなく、法廷内で流行が広がることもあった。

一五七七年にイギリスのオックスフォードで、ローランド・ジュンクスという罪人の裁判が開かれた。彼はカトリック教徒で、当時の政府を誹謗したため収監されていたのだが、出廷する時に発疹チフスを発病していたらしい。この裁判の直後から裁判官や陪審員などが、相次いでこの病に倒れ、五〇〇人近くが死亡してしまった。ジュンクスの体についていたシラミが法廷内に蔓延したためである。皮肉なことに、感染源となったジュンクスは耳削ぎの刑を受けただけで出獄したそうだ。

こうした法廷内での発疹チフスの流行は、けっして稀なことではなかった。そこで、法廷側も囚人の周囲に薬草を撒くなどの予防策をとった。イギリスの作家ディケンズの『二都物語』にも、この薬草が小道具として登場する。この作品はフランス革命当時のパリとロンドンを舞台に展開する壮大な恋愛小説であるが、主人公のフランス貴族がスパイ容疑で裁判を受ける場面がある。

「彼は微動だにせず、前に置かれたその両手は、まかれた薬草を一枚として動かす様子もなかった」（中野好夫訳・新潮文庫）

この薬草こそ、法廷関係者を発疹チフスから守るための予防策だったのである。

7　アンネの末路

一九三九年九月、第二次大戦の幕はドイツ軍のポーランド侵攻により切って落とされる。ヒットラーはこの戦争の第一目標を、領土の東方への拡大に向けていたが、そこには膨大な数のユダヤ人が居住していた。さらにヒットラーは極端な人種差別主義を掲げており、ここにナチス・ドイツのユダヤ人への迫害が始まる。

開戦当初はユダヤ人をソ連など近隣国へ追放にする程度の対応だったが、一九四一年六月に独ソ戦が開始されると追放先がなくなり、一九四二年一月にはユダヤ人の絶滅政策が決定される。この方針によれば、ユダヤ人は東ヨーロッパで労働に酷使した後に、皆殺しにする計画となっていた。その結果、ドイツ国内や占領地に居住する多くのユダヤ人が逮捕され、収容所で苛酷な労働に従事するのである。労働に耐えられないと判断された者は、容赦なくガス室に送られ処刑されるのだった。

だが、一九四四年六月に東部戦線でソ連軍が攻勢にでると、アウシュビッツなど東部の収容所に収監されていたユダヤ人は、中央の収容所へと移動させられることになる。アンネと姉のマルゴットも、このような経緯で一一月にベルゲンベルゼンに移動してきたのだが、そこには定員を遙かに越える五万人ものユダヤ人が収容されていた。収容者の多くは入所後すぐに、食糧難や苛酷な労働で衰弱死する運命にあった。たとえ生き長らえたとしても、悲惨な衛生環境のなかで暮らす苦痛を味わわなければならなかったのである。

収容者にとって着替える服がないのは当たり前のことで、入浴どころか洗面所に近づくことすら許されない。さらにトイレさえも足りなくなり、収容者は糞尿をズボンの中にすることにも恥じらいを感じなくなっていた。こうした不潔な環境のなかで、ベルゲンベルゼンでは一九四五年一月頃より発疹チフスが殺戮を開始する。患者の数は急激に増加し、三月には一万八〇〇〇人のユダヤ人が死亡する事態となった。この死亡者のなかにアンネと姉のマルゴットも含まれていた。

最初に発病したのはマルゴットだった。ベッドの上段に寝ていた彼女は、数日間、高熱に唸(うな)された後にベッドから落下して息絶える。その光景を目にしながら、アンネには泣く力もなかった。彼女も全身をバラ色に染めながら、灼熱と幻覚のなかで苦痛を味わっていたのである。間もなく、この十六歳の少女も永遠の眠りに落ちてゆく。

それから一ヶ月後、ベルゲンベルゼンはイギリス軍によって解放された。そこには数えきれない程のユダヤ人の遺体が放置されていたのである。

8　ホロコーストへの道

十年程前に「ナチのガス室は本当にあったのか?」とする論争が湧きおこった。ナチス・ドイツがユダヤ人虐殺に用いたとされる毒ガスは、チクロンBと呼ばれる青酸性の殺虫剤である。じつは、この殺虫剤は当時のドイツ政府がシラミの駆除に使用していた薬品だった。そこで、ガス室否定論者は「チクロンBはユダヤ人の発疹チフス撲滅のために使用された薬剤だ。ガス室はシラミ駆除のための部屋だ」と主張する。この論争の正否は別として、最終的に数多くのユダヤ人が死亡したことは確かな事実である。たとえガス室がなかったとしても、収容所で発疹チフスを発生させた当時のドイツ政府の対応は、重大な犯罪行為といえるのである。

この時代までに発疹チフスの予防法は確立されており、どのような環境下で流行が発生するかは充分に知られていた。不潔な収容所に多くのユダヤ人を詰め込めば、流行が発生することを、ドイツ政府も事前に察知していたはずである。それでも彼らは有効な対策をとらなかった。さらに、ドイツ政府は収容所での流行が発生した後も、それを鎮圧するために積極的な手段をとらなかった。患者に対する治療もほとんど行われていない。もともと絶滅を目的に収容されたユダヤ人であるが故に、発疹チフスによる死は安上がりな処刑という考えがドイツ政府のなかにあったのだろう。

こうして考えれば、ドイツ政府がユダヤ人に与えた発疹チフスの試練は、生物兵器による虐殺にも等しい行為と言えるだろう。まさに、もう一つのホロコーストなのである。

一九四五年五月、ドイツの無条件降伏によりヨーロッパでの第二次大戦は終戦を迎える。これ以降、発疹チフスはヨーロッパから姿を消していった。だが、最近でもアフリカなどの途上国では、戦争や飢饉の際に発疹チフスの流行が発生している。そこには、第二次大戦のユダヤ人収容所を彷彿させるような不潔な環境が存在しているのである。こうした不潔な空間がなくならない限り、発疹チフスはこれからも地球上を跋扈(ばっこ)し続けることだろう。

第一一章　レーガンを動かしたダブルスキャンダル　エイズ（一九八五年・アメリカ）

1　ロック・ハドソンの告白

一九五〇年代ハリウッドを代表する映画スター、ロック・ハドソンがエイズの宣告を受けたのは、レーガン大統領の晩餐会に出席して間もない一九八四年五月下旬のことだった。

ロック・ハドソンは、一九二五年、シカゴ近郊に生まれた。幼い頃より同性愛に興味を持ち、高校でホモセクシャルの世界に心酔した彼は、二十一歳でロサンゼルスのゲイコミュニティーの一員となる。それと時を同じくして、彼はハリウッド映画にも端役として出演するようになっていた。一九五四年『心のともしび』で主役の座をいとめ、彼の名はハリウッド中に知れわたる。共演した女優のジェーン・ワイマンはアカデミー主演女優賞にノミネートされるが、彼女は一九四八年に、B級俳優と揶揄されたロナルド・レーガンとの結婚生活にピリオードを打っていた。

ハドソンはその後、エリザベス・テーラーとの共演作『ジャイアンツ』で一躍スターダムにのし上がり、一九五〇年代を代表する男優となるのである。一九五九年にドリス・デイと共演したコメディー『夜を楽しく』が絶賛をあび、これ以降、喜劇作品にも数多く出演する。一九七〇年代にはテレビの世界にも進出し、『署長マクミラン』では六年間にわたり主役の座を務める。しかし、このシリーズ終了後は仕事が激減し、酒とセックス漬けの日々を送るのである。

彼は一九五五年に所属事務所の秘書と二年間だけ結婚しているが、これは同性愛という噂を消すためのカモフラージュだったのだろう。一九七〇年代後半の不遇の時代には夜な夜なゲイバーに出入りして、見知らぬ男性と交わる日々を送っていた。

そんな彼が体調の異変に気づいたのは、一九八四年初頭にイスラエル旅行から帰国してからである。慢性の下痢や寝汗で体重はみるみる減少していった。こうした最中に、ハドソンはレーガン大統領主催の晩餐会に招待されたのである。レーガンはこの年の一一月に二回目の大統領選をひかえており、そのために各界の有名人を招いて開催したパーティーだった。往年のハリウッドスターとして招待されたハドソンではあるが、レーガン夫妻と特別に親しい関係ではなかったようだ。それでも彼はレーガン夫人と同じテーブルに着席し、夫人から「なぜ、そんなに痩せてしまったの?」と質問されたそうだ。

この晩餐会から暫くして、ハドソンは首に赤い腫瘤ができているのに気づく。これを摘出してもらうために、ハリウッドの皮膚科医を訪ねたのである。そして診断は下された。エイズによるカポジ肉腫。この病名にハドソンは悲嘆に暮れ、エイズ治療の権威であるUCLAのゴッドリーブ博士の診察を受ける。博士はフランスで開発された新薬による治療を奨めるのだった。

こうしてハドソンは一九八四年八月にフランスに渡り、新薬の治療を受けることになる。効果は顕著に現れた。彼の体調は回復し、その年の一〇月から始まったテレビドラマ『ダイナスティ』にも出演することができたのである。

しかし、翌一九八五年になると彼の体調は再び悪化した。極端な衰弱ぶりに周囲も不審に思うようになり、七月末には再治療を受けるためにフランスへ向かった。ところが、パリのリッツホテルにチェックインをした直後、ハドソンは意識不明の重態となり、市内の病院に担ぎこまれる。マスコミは「往年のハリウッドスター重態」のニュースに沸騰し、もはやエイズであることを隠し通せないと悟ったハドソンは、自らの病気と同性愛者であることを正式に告白するのだった。

2　レーガンの困惑

レーガンは一九八四年一一月の大統領選挙でモンデールに圧勝し、順風満帆な二期目をスタートさせていた。そんな時に発表されたハドソンのエイズ告白に、レーガンは大変困惑したに違いない。

一九八一年、一期目の大統領に就任したレーガンは、財政再建や国防の充実とともに、アメリカ社会での道徳の回復を旗印に掲げていた。アメリカでは、一九五〇年代の公民権運動や一九六〇年代のベトナム反戦運動の影響で、一九七〇年代には社会道徳に大きな変化がおこっていた。ヒッピー文化の興隆、ドラッグの流行、フリーセックス、そしてゲイの解放運動もその一つである。こうした社会道徳の変化を、保守的な人間は道徳の崩壊と捉え、それを回復することが急務であると考えていた。とくに同性愛に関しては、アメリカ社会の根底にキリスト教精神があるため、それを宗教的な犯罪と見る風潮が一般的だった。こうしたモラルマジョリティーと呼ばれる勢力の支持を得て、レーガンは当選を果たしたのである。

そんな一九八一年の六月、疾病管理局（ＣＤＣ）の週報に奇妙な報告が掲載された。カリフォルニア州の医師からの報告で、一九八〇年から一九八一年にかけてロサンゼルスで五人の男性同性愛者に、カリニ肺炎が発生したというものだった。通常、カリニ肺炎は免疫機能が極端に低下した人間でなければ、かからない病気だった。つまりこの報告は、男性同性愛者の間でエイズ（Adult Immunne defficiency Syndrome）が流行していることを示す第一報だったのである。

これ以降、アメリカ国内や西ヨーロッパからは同様な病気の報告が相次ぐ。そして、患者のほとんどは男性同性愛者だった。当時の新聞には「ゲイのみの病気で異性間セックスは安全」との記事も掲載された。このようにエイズ流行の当初は、それが男性同性愛者に限定する病気と考えられていた。こうした背景から、レーガンが大統領に就任したばかりのアメリカ社会では、エイズは「ゲイのように不道徳な人間がかかる病気」との認識が強かったのである。

そうした社会風潮や大統領自身の方針に従い、アメリカ政府は流行当初のエイズに積極的な対応を行わなかった。だが、翌一九八二年になると男性同性愛者だけでなく、麻薬常用者や血友病患者にも感染者が発生する事態となる。さらに一九八三年には異性間性行為や輸血での感染が確認されるに及んで、アメリカ国民もこの病気がゲイだけの特殊な病ではないことに気づき始めていた。ロック・ハドソンが自らのエイズを告白したのは、そういう時期だった。

国民はその発表に驚嘆した。なぜならハドソンは理想的なアメリカ男性だったからである。その人間が同性愛者でエイズにかかっている。これは道徳の回復を夢見る国民にとって、大きなショックだった。そしてレーガンにとっても大きなダメージとなる。出身が同じハリウッド俳優ということもある。前妻が共演したという事実もある。さらに、エイズ告白の前年には晩餐会に招待し、親しく言葉を交わしている。国民の目からすれば、大統領の友人がエイズにかかったと映っても不思議はないのである。

だが、レーガンは冷静に対応した。ハドソンの告白直後に、大統領はパリの病院まで電話を入れて、ハドソンを見舞っている。

「僕たちは二人とも最高のコンディションとは言えないけど、お互い早くよくなろうじゃないか」

この時、レーガン自身も大腸癌の手術を受けたばかりだった。それにしても、エイズにはまったくふれず上手に見舞いの言葉をかけたものである。ハドソンが亡くなった際も、レーガンは弔辞を送っているが、そこにもエイズという言葉は一切登場しない。それは、大統領自身がこの病気の存在を意識的に無視しているかのようであった。しかし、このハドソンの告白と時を同じくして、レーガンの身には、もう一つのエイズにまつわるスキャンダルが進行していた。

3　ずっと昔から流行していた

エイズの最初の報告は、先にも述べた一九八一年六月にＣＤＣの週報に掲載された記事である。しかし、その後の調査で、流行の端緒は一九五〇年代まで遡ることができる。

医学的に確実とされる最古のエイズ患者は、一九五九年にイギリスのマンチェスターで死亡した二十五歳のイギリス人船員とされている。この男性はアフリカへの航海を繰り返しており、一九五七年頃から体重減少などの症状が見られていた。最終的にはカリニ肺炎により死亡したが、この患者の血液が保存されており、そこからエイズウイルスの痕跡が確認されたのである。さらに、一九五九年に中央アフリカのザイールで採血された現地の人間の血液からも、エイズウイルスの抗体が検出されている。こうした経緯で、エイズはアフリカを起源とする病気との推測が生まれてきた。

エイズウイルスは白血球の一種であるＴ細胞に侵入して増殖する。その増殖の過程は非常に巧妙で、感染しても暫くは人間の遺伝子に紛れており、目だった症状はおこさない。こうした状態が数年続いた後に、突如、ウイルスは大増殖をおこし、次々にＴ細胞を破壊するのである。Ｔ細胞は人間を感染から守るための白血球で、その数が減ると感染者の抵抗力は極端に低下してしまう。その結果、カリニという通常は無害な微生物による肺炎をおこしたり、カポジ肉腫のような皮膚癌を発病し、死に至るのである。

その後の大規模な疫学調査により、現在ではエイズウイルスの起源はアフリカとする説が主流になっている。アフリカのサルの間では、古くからエイズウイルスに近縁のウイルスが流行していたようだ。このウイルスが、およそ二〇〇年程前に現在のエイズウイルスに進化し、サルから人間に感染したのである。アフリカのある種族の間では、性的刺激のためサルの血液を陰部周囲に接種する風習があり、それが原因と述べる研究者もいる。しかし実際は、サルを食べたり、サルに噛まれるといった行動が感染の原因となったようだ。こうしてアフリカの住民の間にエイズが発生しても、この病気はジャングルの奥地の村落で静かに蔓延し、急速に拡大することはなかった。

そんな状況に変化が訪れるのが一九五〇年代である。第二次大戦後にアフリカ諸国は独立を遂げるが、その直後の混乱期を過ぎた一九五〇年代後半より、国土の大規模な開発が行われるようになった。この開発により国内の交通網は整備され、また農村部から都市部への労働者の流入も増加する。この時代までジャングルの奥深くで燻（くすぶ）っていたエイズも、この開発の波にのり都市部に波及し、一九五〇年代後半からアフリカの都市部での流行が始まる。

それでは、アフリカの流行がどのようにアメリカやヨーロッパに波及したのか。これは不明な点が多いが、一九六〇年代頃に欧米の男性同性愛者の集団がアフリカの流行地を旅行し、そこで感染したとする説もある。いずれにしても、アメリカ国内では一九六〇年代より男性同性愛者の間でエイズ患者が散発するようになっていた。

こうした時代にアメリカでは前述したような社会道徳の変化がおこり、一九七〇年代中頃からエイズが男性同性愛者の間で蔓延するのである。ロック・ハドソンが酒とセックスに溺れたのも、まさにこの時期であった。

4　誰がエイズウイルスを発見したのか

一九八一年にエイズの流行が確認されてから、研究者たちはその病原体の発見に全力を注いだ。

この分野で先駆的な研究を行っていたのが、アメリカ国立癌研究所のギャロ博士である。彼は一九八〇年に白血病をおこすレトロウイルス（ヒトT細胞白血病ウイルス、HTLV-1）を発見しており、エイズの病原体もこのウイルスに近いものと考えていた。フランスのパスツール研究所でも、モンタニエ博士を中心にレトロウイルスをターゲットにした研究が進行していた。

一九八三年一月、モンタニエはエイズの初期段階にある患者のリンパ節より、新種のレトロウイルスを発見する。彼はこのウイルスをエイズの病原体と考え、LAV（リンパ節症関連ウイルス）と命名した。モンタニエはLAV発見を知らせる論文を科学雑誌『サイエンス』に投稿し、この年の五月号に掲載される。しかし、医学界はこの論文にあまり注目しなかった。この分野の大御所であるギャロの発見を、研究者たちは待ち望んでいたのである。

こうした状況から、モンタニエは自らの発見を確認するために、一九八三年九月にLAVをギャロの研究室に送り、ギャロの発見した白血病ウイルスとの比較を依頼するのだった。これが後々、大きな問題を招くことになる。比較試験ではLAVが新種のレトロウイルスという結果になり、モンタニエの発見は大いに権威づけられるのであった。

その翌年の一九八四年一月、ついにギャロもエイズの病原体である新種のレトロウイルスの発見に成功する。彼はこのウイルスをHTLV-3と命名した。

だが、ギャロはこの大発見を直ちに学術誌に発表しなかった。じつは、アメリカ政府から「発表を遅らせるように」との圧力がかかっていたのである。この年の一一月にレーガン大統領は再選をひかえており、これまでエイズ対策に積極的な動きを見せなかった大統領にとって、病原体発見のニュースは選挙戦略にもってこいの題材だった。このビッグニュースは、できるだけ選挙の近くに発表すべきとの判断が下されたのである。

そして四ヶ月後の五月、保健省のヘックスラー長官が全米に発見を知らせる記者会見を開いた後に、ギャロの偉業は『サイエンス』誌に掲載される。医学界のみならず世界中のマスコミはこの大発見に沸き立った。レーガンの目論見は見事に当たったのである。

それから暫くの間、研究者たちの関心はＬＡＶとＨＴＬＶ-3の違いに向けられていた。そして一九八五年二月、衝撃的な結論がでる。ＬＡＶとＨＴＬＶ-3はまったく同じウイルスだったのだ。この事実は、ギャロがモンタニエのＬＡＶを盗用したことを意味した。たしかに、一九八三年九月にギャロはモンタニエのＬＡＶを比較試験のため入手していた。

ＷＨＯはこうした事態を憂慮し、一九八六年にウイルスの名前をＨＩＶ（ヒト免疫不全ウイルス）に統一すると発表する。だが、この問題は医学的な論争にとどまらず、政治問題にまで発展した。それというのも、アメリカではギャロの発見したＨＴＬＶ-3をもとに、エイズの抗体検査キットの開発が行われていた。この特許料が膨大な利益をもたらしたのである。一九八五年一二月、モンタニエの所属するパスツール研究所は、この特許権をめぐる訴訟をアメリカ連邦裁におこす。

この事件こそがレーガンにとっては、ハドソンのエイズ告白に続く二番目のエイズスキャンダルだったのである。彼が選挙戦略に利用した大発見に、盗用の疑惑があるというのだ。一九八五年という年は、レーガンにとってエイズに関連するダブルスキャンダルの年だった。

5　レーガンの政策転換

ロック・ハドソンの告白とギャロの盗用疑惑という二つの事件は、アメリカでのエイズに関する世論を大きく動かした。すでに一九八五年末までに、この国のエイズの患者数は一万五〇〇〇人、死亡者数も八〇〇〇人に達し、政府の積極的な対応を望む声は日増しに高まっていた。それはレーガンにとっても同様である。自分に降りかかったスキャンダルを、積極的な対応で払拭する必要があった。こうした事態に、政府や国内の保守派はエイズ抗体検査の強制的な実施を計画する。それは相変わらずの「エイズは不道徳な人間がかかる病気」という認識に添った対応だった。

このような政府の方針に大きな変化をもたらすのが、一九八六年一〇月に発表された公衆衛生局のワープ局長による報告書である。この生粋の保守派と目された局長が示したエイズ対策は、強権的な抗体検査ではなく、エイズ予防教育の充実だった。エイズという病気の認識を深め、安全なセックスを指導する。それこそがエイズの拡大を防ぐとする報告に、国民だけでなくレーガンも驚嘆した。いずれにしても、それからのアメリカのエイズ対策は、この報告書に沿った方針で進められるのである。

こうした政策転換を受けて、翌一九八七年、レーガン自身もエイズ対策に積極的な動きを見せる。この年の五月、大統領はジョージタウンで開催された国際エイズ会議に出席し、エイズへの積極的対応を約束する演説を行う。さらに議会にエイズ諮問委員会の設置を決め、エイズ関連の予算も一九八六年の一億ドルから一九八七年は九億ドルに増額した。

エイズウイルス発見をめぐる疑惑についてもレーガンは積極的に動いた。この年の三月、大統領はフランスのシラク首相と会談し、この疑惑に関する政治決着を企ったのである。両国の研究者はエイズウイルス発見に同等の功績を持つものとし、特許権についても両国の共有とする旨の和解書が交わされた。しかし、この問題はその後も尾を引き、最終的にはモンタニエが第一発見者となることで決着を見ている。

このように、一九八七年を境にアメリカのエイズ政策は大きく転換される。しかし、一九八一年にはじめて患者が確認されてから六年の歳月が流れていた。この年までに全米では五万人近くがエイズにかかり、二万七〇〇〇人が死亡していた。アメリカは明らかにエイズの初動対策を怠ったのである。

6 ハリウッドのその後

ロック・ハドソンがエイズを告白してから、まず彼がしなければならいことは、安全にアメリカに帰国することだった。すでにパリの病院でエイズの治療は不可能との診断が下されており、一刻も早く帰国し、残された日々を安らかに送りたいと望んでいた。だが、彼が入院する病院は殺気立ったマスコミ関係者が取り囲み、通常のフライトで帰国することは困難な状況だった。そこで彼は、エールフランスの旅客機をまるごとチャーターしてしまったのである。その値段は二五万ドルだったそうだ。

その頃、ハリウッドは一種のパニック状態に陥っていた。ハドソンと関係を持った男性の詮索が始まるとともに、彼と共演した女優たちはエイズ感染の恐怖に動転する。とくに注目されたのは、告白の前年に『ダイナスティ』で共演した女優のリンダ・エバンスである。このドラマのなかで、ハドソンはこの女優とキスシーンを演じていた。もちろんエイズはキスで感染するものではないが、この当時はそうした知識さえも知られていなかった。

こうしたなか、エリザベス・テーラーの行動は冷静だった。ハドソンとは『ジャイアンツ』で共演して以来の友人だったが、帰国したハドソンを見舞った彼女は、彼の体を強く抱きしめキスを交わしたという。彼女はこの古い友人の発病を機に、エイズ救済のための民間団体を立ち上げるのである。それから二ヶ月後の一九八五年一〇月二日、ハドソンはハリウッドの自宅で静かに息を引きとる。享年六十歳だった。

ハドソンが死んでから、ハリウッド映画界ではエイズが身近な病であることを誰もが悟った。ゴシップ紙には同性愛の疑惑がある男優が紹介され、「次は誰がエイズを発病するか」といった悪趣味な記事までも登場した。体調を崩す俳優がいると、たちまちエイズの疑惑が持ち上がることも多かった。こうしてエイズは一九八〇年代後半のハリウッドに大きなトラウマを残したのである。

一九九〇年代になると、ハリウッドもそんなトラウマから立ち直るきっかけをつかむ。その一因は一九八七年に始まった政府のエイズ対策が効を奏し、アメリカ社会からこの病気への偏見が払拭されたことにあるようだ。映画のテーマとしてエイズを取り上げた作品も数多く登場する。

こうした映画のなかでも、一九九〇年に公開された『ロングタイム・コンパニオン』はとくに好評を博した。ゲイの集団の一日を描きながら、彼らが一九八〇年代に体験した出来事を綴る人間ドラマであるが、そのなかでエイズは大きなテーマとして取り上げられている。この映画は、インディーズ系映画の祭典サンダンス・フィルムフェスティバルで観客賞を受賞した。

さらに一九九三年にはトム・ハンクス主演の『フィラデルフィア』が公開される。エイズを発病したゲイの弁護士を主人公に、この男をめぐるさまざまな差別とそれに立ち向かう姿が描かれる。エイズ患者も平等な人間として扱うべきとする、この作品のテーマは全米で大きな反響を呼び、トム・ハンクスはこの年のアカデミー主演男優賞を受賞した。ようやくこの時になってハリウッド映画界は、エイズのトラウマから解き放たれたのである。

7　現在も拡大する疫病

アメリカやヨーロッパでのエイズの流行は、一九八〇年代後半をピークに鎮静化していった。治療に関しても新薬が続々と開発され、先進国ではエイズは死を意味する病気ではなくなりつつある。リビング・ウイズ・エイズという言葉があるように、エイズの感染は続くものの、それと共存する治療へ変化しているのである。

その一方で、流行が深刻化しているのがアフリカ諸国である。二〇〇三年末までに全世界には四〇〇〇万人のエイズ感染者が存在し、このうちの二六〇〇万人がアフリカ諸国に居住している。アフリカでは、二〇〇三年だけで二三〇〇万人がこの病気で亡くなっているのだ。

妊婦の感染率が四〇％以上の国や、平均寿命が今後は二〇年以上も短くなる国も存在する。こうした国々では、貧困のために満足な治療を受けることもできず、未だにエイズは死の病なのである。この状態が続けば、アフリカでは近い将来、政治や産業の崩壊も危惧されている。

二〇〇〇年一月、アメリカのゴア副大統領は国連安全保障理事会で「アフリカのエイズ問題は安全保障上の新たな脅威」との演説を行った。二十年程前、レーガンが国内のエイズ問題にすら積極的な対策を打たなかったことを思いおこせば、隔世の観のする演説である。

このように現在も拡大する疫病に戦いを挑むには、国際的な協力活動が欠かせないものとなっている。だが、我々は遠いアフリカでの流行を別の世界の出来事と考え、無関心になることが少なくない。それは、エイズ流行の初期に見られた、「不道徳な人間がかかる病気」という認識に共通するところがある。つまり、この病気は自分の世界のものではない。だからその病気には関心がない。そんな考え方なのである。

一九八〇年代のアメリカ政府のエイズ対策は、この病気への偏見と無関心により大きな遅れをとった。我々はその教訓を忘れてはならないのである。

第一二章　ＳＦ小説『復活の日』との恐るべき近似　ＳＡＲＳ（二〇〇三年・アジア）

1　香港コネクション

二〇〇三年二月二八日のことである。ベトナムのハノイにあるＷＨＯ事務所の電話が鳴った。

この町のフレンチ病院からの連絡で、「トリ型インフルエンザを疑う入院患者がいるので診察してほしい」との要請だった。これを受けて、事務所に詰めていたイタリア人医師のカルロ・ウルバニは病院へと向かう。

ＷＨＯでは二月中旬からトリ型インフルエンザへの警戒を強めていた。それというのも、二月一七日に香港で死亡した三十三歳の男性とその息子から、トリ型ウイルスが検出されていたのである。しかもＷＨＯの北京事務所には、香港の隣の広東省で昨年一一月より原因不明の肺炎が流行しているとの情報が入っていた。この二つの出来事から、ＷＨＯはトリ型インフルエンザが人間への流行を開始したのではないかとの危機感を持ち、警戒態勢に入っていたのである。そこに持ち込まれたのが、ハノイのフレンチ病院からの要請だった。もし、ハノイでも患者が発生したとなれば、トリ型は新型インフルエンザとして世界的な流行を開始したことになる。病院に向かったウルバニの心も高鳴ったことだろう。

患者は四十八歳の中国系アメリカ人だった。二月二三日、香港からハノイに到着してから発熱や咽頭痛などインフルエンザ様の症状を訴え、二六日にフレンチ病院に入院していた。患者は肺炎をおこしていたが、ウルバニの診察によればトリ型は否定的なようだった。安堵の気持ちとともに、彼はこの患者の様子に通常の感染症とは異なるものを感じていた。

それから数日間、患者の状態は一進一退を続けるが、三月五日、患者の希望で医療設備の整った香港の病院に空路移送されることになる。ところが、患者を送り出したフレンチ病院では異常事態が発生していた。その患者の治療や看護にあたっていた医師、看護師七名が、患者と同様の症状をおこしていたのである。ウルバニはこの事態を深刻に受けとめ、ただちにＷＨＯの西太平洋事務局にその事実を報告し、発病者の隔離を開始した。

この時点で、すでに香港、シンガポール、トロントでも原因不明の肺炎患者が発生していた。患者が入院した病院では、医師や看護師が必死の治療にあたるが、それはまさに必死と呼ぶに相応しい行為だった。それから数日後、この医療従事者の多くは、患者と同じ運命を辿ることになるのである。こうしてＳＡＲＳの流行は拡大していった。

その後の調査によれば、最初の患者たちは全員が、二月二一日に香港のメトロポールホテルの九階に宿泊していたことが明らかになる。いったい、このホテルの九階で何がおこったのだろうか。

2　メトロポールホテルの悲劇

経済発展に沸く中国でも、広東省はハイテク産業の中心地として近年とくに活況を呈している。その省都・広州で二〇〇二年一一月頃より原因不明の肺炎患者が数多く発生していた。住民たちは感冒に効くという漢方薬「板藍根」を買いあさり、薬局からはこの薬が消えてしまう。白酢が肺炎の予防に効果ありとの噂が流れると、今度は食料品店に人々が群がり、酢の価格は以前の四〇倍にまで上昇した。

こうした肺炎患者の診察にあたっていた中山大学の医師（六十四歳）が、二月二一日に香港へと向かう。姪の結婚式に出席するためだった。彼は数日前から体調不良を訴えていたが、久しぶりの休日に義弟と香港観光を楽しみ、そして九龍にあるメトロポールホテルにチェックインする。部屋は九階の九一一号室だった。その晩、この医師の容態は急変し、翌日、肺炎の疑いで入院となる。この時、彼は入院先の病院で次のように訴えたという。

「非常に悪性の病気にかかっている。私をすぐに隔離しろ！」

この訴えは正しかった。彼はSARSのスーパースプレッダーだったのである。これはSARS患者でもとくに感染力の強い者の呼称で、中国語では毒王と訳される。SARSの感染経路は飛沫感染および接触感染で、患者に密に接しなければ感染することはない。しかし、スーパースプレッダーの場合は、そうした密な接触がなくても感染源となるのである。

その兆候はメトロポールホテル九階のフロアーですでに発生していた。二一日の晩、このフロアーに滞在した八名が、次々とSARSに感染してしまったのである。その一人がハノイのフレンチ病院に入院した中国系アメリカ人男性で、この患者は三月一三日に死亡している。中国系カナダ人の女性（七十八歳）はトロントに帰国した二月二五日に発病し、トロント市内での感染源となった。彼女も三月五日に帰らぬ人となっている。九階の知人を訪問した香港の男性（二十六歳）は二一四日に発病し、入院先のプリンス・オブ・ウエールズ病院で二〇〇人以上におよぶ集団発生の引き金となる。さらにシンガポールから来ていた二十六歳の女性は、帰国後の三月一日に発病し、シンガポールへこの病を送り届けるのだった。こうして、メトロポールホテルの九階から、ＳＡＲＳはいとも簡単に世界中に拡散していったのである。

3　今までにないＷＨＯからの警告文

三月五日にハノイのウルバニ医師からの報告を受けて、ＷＨＯは原因不明の肺炎に対して厳戒態勢に入った。フレンチ病院での患者数は一〇日までに二二名にのぼっていたが、ウルバニを中心にした医療チームが患者の隔離や院内感染対策に奔走し、患者の急増は抑えられていた。

だが、ＳＡＲＳはこの陣頭指揮にあたっていた医師にも襲いかかる。三月一一日に学会出席のためタイのバンコクに向かったウルバニは、その機中で高熱を発する。バンコク空港に到着した時に、彼は自分の症状がＳＡＲＳであることを充分に理解していた。迎えの者に「近寄るな！」と言って、彼は人混みから離れた場所に一人静かに坐り、救急車の到着を待っていたという。この時に彼は心の中で、これから自分が経験しなければならない苦痛と、もう二度と見ることのない家族への思いを描いていたのだろう。バンコク市内の病院に入院したウルバニは、すぐにハノイに残した家族に電話をかけ、イタリアに帰国するよう指示する。それから一八日後の三月二九日、ＳＡＲＳの発生をいち早く報告した四十六歳の勇敢な医師は、異国の病院で一人息をひきとるのである。

この病にかかると、一〇日以内に発熱がおこる。それが数日続いた後に、ほとんどの患者は肺炎をおこし、このうち一〇～二〇％が重篤な呼吸不全により死亡するのである。この病気の恐ろしさは、病原体が容易に伝染すること、そして症状が急速に進行することにある。とくに患者の治療にあたる医療従事者は、大量の病原体に曝されるために、発病率はきわめて高かった。

三月一一日、ＷＨＯのもとに香港の保健当局から新たな通報がはいる。プリンス・オブ・ウエールズ病院で、医療従事者に肺炎が蔓延しているというものだった。この報告を受けて、ＷＨＯは一二日に「ハノイと香港で流行している原因不明の肺炎」と題する世界的警報を発令する。続いて一三日にはシンガポール、一四日にはトロントの病院から医療従事者の集団発生を知らせる報告が届き、ＳＡＲＳは世界的流行の様相を呈していることが明らかになった。

そして三月一五日の早朝、シンガポールの保健当局はＷＨＯに次のような緊急報告を行う。同国でＳＡＲＳ患者の診療にあたった医師が、ニューヨークの学会に出席し、その帰路にＳＡＲＳを発病した疑いがあるというのだ。航空機はドイツのフランクフルトに向かっていた。

ただちにＷＨＯは職員をフランクフルト空港に派遣し、到着した医師と彼の家族を市内の病院に隔離した。

この事件はＷＨＯにとって大変にショックなものだった。航空機旅行によるＳＡＲＳの世界への拡散が、現実のものとなったのである。こうしてＷＨＯは、航空機旅行に関する注意勧告を全世界に発令する。この勧告には、ＷＨＯがめったに出したことのない激越な調子の警告文が折り込まれていた。すなわち「この病気は世界的な健康上の脅威になる」と宣言したのである。さらにＷＨＯは、この病気をＳＡＲＳ（Severe Acute Respiratory Syndrome、重症急性呼吸器症候群）と命名した。それだけ重症な呼吸器の症状を急速におこす病気だったのである。この警告文に世界中の医療関係者は震撼した。

4　『復活の日』との近似と相違

じつは、このＷＨＯの警告文とそっくりな文章が、小松左京著のＳＦ小説『復活の日』に登場する。この小説は一九六四年に出版されたもので、チベットカゼと呼ばれる疫病が全世界に流行し、人類が滅亡するというストーリーである。

一九六〇年代のある年、某国で開発された生物兵器のウイルスが、環境中に拡散する事件が発生する。これは極秘に処理されていたが、やがて世界各地で患者の発生が始まる。このウイルスはインフルエンザ様の呼吸器症状をおこすため、当初は新型インフルエンザ（チベットカゼ）の流行と考えられていた。しかし、伝染性も死亡率もインフルエンザに比べて格段に高いことが判明する。次第に患者の発生は世界的なものとなり、各地で死亡者が急増していった。そこでＷＨＯは次のような声明文を発表する。

「チベットカゼは人類に対する重大な挑戦となるかもしれない」

実際のＳＡＲＳ流行の際にＷＨＯが発した警告文と語句は異なるが、その語調はほぼ同一と言ってもいいだろう。小説の中でも「いつものひかえめなＷＨＯとしては、ひどく激越な調子を含んだ声明文を発表し、世界各国の防疫担当者は不気味な戦慄をおぼえた」と書かれている。

このＷＨＯの声明文にとどまらず、小説に描かれた内容にはＳＡＲＳの流行を彷彿させる描写が数多く見られる。たとえば流行が蔓延した町の様子に次のようなくだりがある。

「車内をちょっと見わたせば、花びらのように白いマスクが点々と見え、人々はあらためて、このガサガサにすいたラッシュの上り電車の中で、隙間風の吹くようなうそ寒い感じにおそわれるのだった」

「誰かがはげしい咳をすれば、人々はうす気味わるそうに横をむき身をひく」

現実のＳＡＲＳの流行でも、このような光景は流行地域で日常的に見られていた。ＷＨＯの警告以降もＳＡＲＳの患者数は刻々と増加し、四月初旬には二〇〇〇人以上に達していた。とくに香港や広州では流行が市内にも波及し、そこは感染を防ごうとするマスク姿の人々で溢れていた。さらにその群衆の中には、お互いを患者ではないかと疑心暗鬼する、不気味な雰囲気が立ちこめていたのだった。このように現実ときわめて近似する状況を、四〇年も前に書き上げた作家の卓越した洞察力には驚愕するばかりである。

だが、それから先の展開は小説と現実で大きく異なっている。小説の世界では、その後も疫病は猛威を奮い、人類は絶滅という究極の悲劇を迎える。一方、現実のＳＡＲＳ流行では、四月下旬をピークとして患者数は減少し、七月にはＷＨＯより終息宣言が発表されるのである。

それでは、我々はどのようにしてＳＡＲＳの流行を抑えたのだろうか。これには、『復活の日』の一九六〇年代には考えられなかった、インターネットという先端通信技術が関与しているのである。さすがの小松左京氏も、そこまでは予想できなかったのだろう。

5　情報化という新たな医療技術

流行終息後、ＷＨＯはＳＡＲＳ制圧までの経過を振り返り、幾つかの医療技術の功績を讃えている。

まず一番目にあげられたのが検疫と隔離である。各国は出入国の際の検疫を強化し、疑わしい患者は出国させず、また入国させない対応をとっていた。もし患者が発見されれば、ただちに隔離し二次感染を未然に防ぐ。この二つのきわめて古典的なシステムが、ＳＡＲＳを制圧に導いた一番の要因だった。

さらにもう一つは体温計という同じく古典的な道具である。流行の当初、ＳＡＲＳ患者の診断に、最先端の検査技術は無効だった。むしろ、発熱していることを確認するのが一番の近道だったのである。なぜなら、ほとんどのＳＡＲＳ患者は、発病時に三八℃以上の発熱をおこしていたからである。これを確認する道具が体温計だった。

こうした古典的なシステムや道具に加えて、ＳＡＲＳ制圧に効果を発揮したもう一つの要因が、現代社会の生みだした情報化という医療技術である。

一九九〇年代からのインターネットの普及により、通信技術は急速な進歩を辿ってきた。世界各地で発生する事件に関してもその情報は瞬時に配信され、世界中の人々がそれを入手することが可能になったのである。ＷＨＯはこの技術を感染症の発生を監視するシステムにとり入れていた。一九九七年より「世界的公衆衛生情報ネットワーク」と呼ばれる検索ソフトを用いて、感染症アウトブレイクの監視を始めていたのだ。このソフトはインターネット上の一〇〇〇近くのニュースやメーリングリストをスキャンし、疑わしい出来事を検知する機能を持っている。

従来のシステムによれば、この種の情報はまず地方単位に収集され、それが国に報告された後、ＷＨＯに届く仕組みになっていた。これではアウトブレイクが発生しても、ＷＨＯがその情報を入手し対策を実施するには相当な時間を要する。現代の国際交通の高速化を考えると、このような対応では感染症の世界的拡大を防ぐことは難しかった。そこに登場した新たな監視システムが、二〇〇二年一一月に、広東省で原因不明の肺炎が流行しているとの情報をキャッチしたのである。

この情報を受けてＷＨＯは警戒態勢に入り、そこに飛び込んできたのがハノイのウルバニ医師からの報告だった。引き続きキャッチされた香港での患者発生の情報と総合して、ＷＨＯは三月一二日に最初の警報を発令したわけである。この警報はインターネットを介して世界中の保健医療関係者のもとへ配信された。そして世界中の研究者が一丸となってＳＡＲＳへの挑戦を開始する。

その第一歩が三月一七日にＷＨＯが立ち上げた「共同研究ネットワーク」である。世界九ヶ国、一一ヶ所の研究機関をインターネットで結び、ＳＡＲＳの病原体を発見するための共同作業を行うものだった。そこではエイズウイルス発見の際に見られたような、個人の名声獲得のための醜い競争は度外視された。このネットワークを構成する研究者たちは、毎日、インターネット上のテレビ会議で新たな情報を交換し、討論を行った。そして四月一六日、WHOが最初の警報を発令してから僅か一ヶ月余りで、このネットワークはSARSの病原体を新型のコロナウイルスと特定する。この早急なる病原体の発見も、インターネットを駆使した情報化社会の功績なのである。

さらにWHOはインターネットを用いて新たな情報を次々と発信し、それが各国での患者の診断、検疫隔離といった制圧対策に大きく貢献する。まさにSARSは、情報化という新しい医療技術によって制圧されたと言っても過言ではないだろう。

6 中国での情報隠蔽

新型コロナウイルスの発見に続いて、WHOはこの強毒ウイルスがどのように人間社会に侵入したかについての調査を開始した。その結果、最初のSARS患者は、二〇〇二年一一月中旬に広東省の仏山市で発生していたことが明らかになる。この患者は何らかの動物から、ウイルスの感染を受けたのだろう。それから暫く、SARSは広東省の中で静かに流行していた。この時点でウイルスが人から人に感染するリスクは低かったようだ。しかし、広東省での流行の間にウイルスは不気味な進化を遂げる。翌年の二月までに、その感染力は当初の二〇倍以上に増幅されていたのである。こうして二月二一日に香港・メトロポールホテルでの事件が発生する。

流行の当初、ＳＡＲＳは病院の中で拡大した。医療従事者、同室の患者、面会客。こういった人々が初期の患者であり、病院内の流行を制圧することに多くの力が注がれていた。この対応が効果的に現れたのがベトナム・ハノイでの流行である。この国はいち早く流行情報を開示し、ＷＨＯや日本の協力のもと制圧にあたっていた。そして三月末になると新たな患者の発生はなくなるのである。

ところが、三月三〇日に香港から驚くべき報告が寄せられる。アモイガーデンという集合住宅で患者が大量に発生したというのだ。これはＳＡＲＳウイルスが病院という閉鎖された環境から、市内に拡散していることを意味した。すなわち市中感染が発生したのである。ＷＨＯはこの事態を憂慮し、四月二日、香港と広東省への渡航自粛勧告を発信する。これはＷＨＯ発足以来、前例のない大変に厳しい処置であった。

このＷＨＯの処置は、中国政府にとって大きな痛手となった。それというのも中国政府は、ＷＨＯの再三の要請にもかかわらず、ＳＡＲＳウイルスの震源地である広東省での流行状況を、正確に報告していなかったのである。これ程まで香港での流行が拡大したことを憂慮し、

ＷＨＯは渡航自粛の範囲を、詳細が不明な広東省にまで拡大したのだった。この強行処置を受けて、中国政府はＷＨＯ調査団の広東省での調査を許可する。しかし、それは最初の患者が発生してからすでに四ヶ月以上も経ってからのことであった。こうして広東省での調査や制圧対策が開始されるにおよんで、香港とともにこの地域での患者の発生は次第に減少していくのである。

その一方で、首都・北京での流行情報が、四月はじめ、ＷＨＯの監視システムにキャッチされる。多くのＳＡＲＳ患者が人民解放軍の病院に隔離されているというものだった。この真偽を確認するため、ＷＨＯは北京への調査団受け入れを要請するが、中国政府はこれを拒否した。

これ程までに、中国政府がＳＡＲＳ流行を隠蔽したのはなぜだろうか。この国では改革開放路線という国家目標を達成するために、その経済を日本などの外国資本に頼っていた。もし国内で疫病が流行したとなれば、こうした外国資本は撤退してしまう。それを危惧しての隠蔽だったのではないだろうか。

こうした中国政府による北京での患者隠蔽への非難は、国際世論のなかでも日増しに高まっていった。そして四月一六日に中国政府は、ついに北京へのＷＨＯ調査団の受け入れを承諾する。この時点で世界のＳＡＲＳ患者数は三〇〇〇人を超えていた。

四月二〇日、中国政府は北京で三〇〇人以上の患者が未報告だったことを正式に認め、この責任をとり厚生大臣と北京市長が解任された。これ以降、北京でも正確な患者数が報告されるようになるのだが、それが逆に北京市民の不安を煽る結果となる。北京での流行は予想されたよりも大きく、すでに市中感染の状態に達していた。しかも、この町から中国各地に流行は飛び火していたのである。

北京をはじめ中国各地の人々は、もう政府の発表を信用しなくなっていた。そしてさまざまなデマが流布される。北京市全域が軍隊により封鎖されるのではないか。飛行機により有毒な消毒薬が撒かれるのではないか。そんな噂が市民の不安に拍車をかけ、北京では地方へ脱出する者が続出した。北京近郊の農村では、市内から逃げ込む人々を阻止するためバリケードが築かれ、一触即発の緊迫した雰囲気が漂う。さらに天津では、市内にＳＡＲＳ隔離病舎が建設されるのを阻止するため、住民による暴動が発生した。中国政府は情報を隠蔽したことでＳＡＲＳの拡大を招いたばかりでなく、国民の信頼を失い、その心まで荒廃させてしまったのである。

このように、中国でのＳＡＲＳ流行をめぐる顚末は、その流行制圧において、いかに情報開示が大切であるかを知る貴重な教訓となった。この国はＳＡＲＳ制圧の必須条件である、情報化という医療技術を放棄していたのである。

中国での流行も五月下旬には鎮静化し、WHOは七月五日にSARSの国際的流行が制圧されたことを宣言する。

7 情報化社会を蝕む疫病

航空機による高速移動が可能になった現代社会で、SARSは短期間で世界中に蔓延する最初の疫病となった。患者数八〇〇〇人以上、死者八三一人という犠牲を記録しながらも、この現代の疫病は世界的流行から僅か四ヶ月余りで終息を迎えたわけである。その最大の功績は、すでに述べたように、情報化社会の基盤となるインターネットなどの先端通信技術によるところが大きい。だが、その一方で、情報化社会に発生したが故に、その被害が拡大したとの見方もある。

SARSの流行による患者数や死亡者数は、歴史上の疫病に比べてけっして多い数ではない。それでも、世界中の人々はこの疫病の恐怖に震撼した。日本国内では患者が発生しなかったにもかかわらず、国民は誰しもがその恐怖を体験した。これは、流行地域の情報がマスコミなどの報道で刻々と家庭に流れ、あたかも自分が流行地域にいるような心理状態に陥ったためである。毎日、テレビのニュースでは、全身を白い防護服に包んだ医療関係者やマスク姿の市民の映像が流される。患者数は日々、増加している。日本への上陸も時間の問題と専門家がコメントする。こうした臨場感たっぷりの雰囲気のなか、日本国民はＳＡＲＳそのものではなく、その恐怖という病に感染してしまったのである。

さらにその被害は、恐怖という心理的な問題だけにとどまらなかった。この影響は各種の国際的なイベントの開催を阻み、また流行地域から入国する人々への不当な差別を招いた。これに加えて経済的な影響も見逃せない。アジアがＳＡＲＳで蒙った被害総額は六〇〇億ドルにも達し、五〇〇万人以上の失業者を生みだした。これは、実際の患者数の発生に比べ、きわめて高い数字と言えるだろう。その原因が、ＳＡＲＳへの恐怖という病の蔓延によることは明らかである。まさに情報化社会を巧みに利用した疫病の流行だった。

人間は農耕社会から産業革命を経て機械化社会へと進化してきた。そして今、我々は情報化社会に進化しようとしている。それぞれの社会で疫病は特有な流行形態をとったように、情報化社会には独自の流行スタイルが存在する。それが、ＳＡＲＳの流行で明らかになったのである。すなわち、情報化社会の疫病は、病原体そのものではなく、その恐怖を世界中に撒き散らすことで、人間社会に不幸をもたらすということを。

終章

疫病の発する人間社会への警告

二〇〇三年のＳＡＲＳ流行を振り返れば、そこには人間社会が経験した疫病の縮図を見ることができる。

感染力の強い飛沫感染で伝播することは、天然痘に類似するものであり、この病が抵抗力のない新大陸のインディオへ瞬時に蔓延したように、ＳＡＲＳも世界中に拡散していった。こうして拡散したＳＡＲＳが人心にもたらす強い恐怖と、それに伴うヒステリックな程の社会の対応は、中世の黒死病流行や一九世紀のコレラの流行を彷彿させる。また、患者を忌み嫌い、不当な差別を招くような風潮は、ハンセン病やエイズの流行において経験されたものである。さらに、この病に立ち向かった医療従事者に多くの犠牲者が出た点では、黄熱の流行にあたり無念の死を遂げた研究者たちの姿が思い浮かぶ。

このように疫病の流行は人類の歴史のなかで、その社会に普遍的な現象を惹起してきた。

しかし、人間社会はこうした災禍を克服しながら、進化の方向へと進んできたのである。SARSの流行にあたっても、それは社会の進化に何らかの影響を及ぼしているはずだ。その一つとして考えられるのが、第一二章で述べた情報化社会としての進化である。

現代の情報化社会はSARSの流行制圧に大きな力を及ぼした。その一方で、そうした社会であるが故に、恐怖という疫病流行による副産物を全世界に拡散してしまったのである。だが、これは疫病の流行だけに限るものではない。たとえば同じ年に勃発したイラク戦争に際しても、世界中の人々はテレビという媒体を介して、まさに戦場にいるような雰囲気を体験し、その残酷さや恐怖に怯えた。ところが、日本では足元にSARSの影が忍び寄るまで、国民はこの病にあまり関心を示さなかったのである。

情報化社会では多くのニュースが世界中を飛び交う。この情報過多の状態が、人間社会を混乱に陥れているのである。情報を発信する側も、それを受け取る側も、この点を充分に考慮し、冷静に対応することが必要になってくるだろう。たとえば二〇〇四年初頭に、トリ型インフルエンザがアジア各地で猛威を奮い、マスコミはこの問題を大きく取り上げた。国民もそれに不安を感じ、新型インフルエンザの再来を危惧した。しかし、その問題も大切ではあるが、すでにアフリカで爆発的に蔓延しているエイズ問題のほうが、緊急性を要する課題であることを社会は知るべきなのである。

人類が情報化社会に入ってまだ僅かな時間しか経っていない。ＳＡＲＳ流行を機会に、この社会の進化が計られることを期待したいところである。

この情報化の問題とともに、今回のＳＡＲＳ流行をきっかけに顕在化したのが、環境破壊やグローバル化といった社会問題である。

なぜ、ＳＡＲＳはこの時代に中国南部で発生したのか。それは誰しもが抱いている疑問である。この答えが、近年の中国を中心とする大規模な開発による環境破壊と、国際経済のグローバル化にともなう活発な人間の移動なのである。

現段階でＳＡＲＳウイルスは、野生動物に固有なウイルスだと考えられている。この動物が何であるか現時点では明らかになっていないが、その動物にとって、ＳＡＲＳウイルスは無害なもので共存関係にあったようだ。ところが、このウイルスが何らかの原因で人間に感染し、強い病原性を持つようになったのである。こうした現象は疫病の歴史のなかでも、たびたびおこってきた。たとえばマラリアにしろインフルエンザにしろ、そして近年ではエイズにしろ、同じ現象で人間社会に流行が蔓延している。

ＳＡＲＳの場合は、中国南部でこうしたウイルスが人間に感染したものと考えられており、その原因とされるのが、近年の大規模な開発事業である。急速な経済発展により、この地域では人間が立ち入ることがなかった山奥にも開発の波が及ぶようになった。この結果、その地域の生態系に変化がおこり、今までは奥地にのみ棲息していた野生動物が、人間社会の近くまで侵入するようになる。そして、ＳＡＲＳウイルスを持つ動物と人間が接触する機会が生まれたのである。

このように動物由来のウイルスが人間に感染し、病原性を持つというケースは、最近十年程の間に世界各地で発生していた。たとえば一九九六年には、アフリカのザイールでエボラ出血熱の流行が勃発しているが、この原因となるウイルスは元来サルに感染するものと推測されている。また一九九八年にはマレーシアで、ニパウイルスというコウモリに寄生するウイルスが人間に感染し、多くの死者が発生した。だが、こうしたウイルスはいずれも感染性が弱いために、疫病として人間社会に拡大する程の力を持たなかった。ところがＳＡＲＳウイルスは、たまたま強い感染力を持ったために、世界的な拡大へと発展したのである。

この病の世界的な拡大にあたっては、近年の国際経済のグローバル化による人間の大規模な移動が災いした。これに加えて、航空機旅行による移動の高速化により、瞬く間にこの疫病は世界中に蔓延していった。

ここに一つ、歴史上の奇妙な符合に気づく。本書で扱った疫病の歴史を振り返ってみると、その多くはSARSと同様に、自然環境の破壊や、大規模に人間が移動する状況の下に発生している。中世の黒死病流行は、モンゴル帝国により草原の道が築かれたために、中央アジアの草原地帯まで人間が侵入できるようになったことが原因である。新大陸の発見に続く梅毒のヨーロッパでの流行、さらにアステカやインカでの天然痘の流行にしても、大陸間での移動の活発化がその背景にある。植民地時代のマラリアの蔓延は、まさに自然環境を破壊しようとする侵略者たちに与えられた試練であった。一九世紀のコレラの流行は、イギリスがインド亜大陸を手中におさめ、その環境を改変しようとする最中の出来事だった。第一次大戦の渦中に発生したスペインカゼの流行も、戦争という大規模な人間の移動がおきる時期に勃発している。

このように疫病は、環境破壊や移動の活発化など、人間が地球の生態系を大規模に攪乱している時代に発生している。つまり疫病とは、地球の生態系が攪乱された時期に、人間社会に発生する現象のように思えるのである。

疫病をおこす原因は微生物である。この生物は約三〇億年前の先カンブリア紀に、地球上の最初の生命体として誕生した。生態系の最も古い祖先と言えよう。かたや、人類たるホモサピエンスは約一〇万年前に誕生したにすぎない。しかし、この新種の生物は知能を武器にして、短期間のうちに生態系の頂点にまで登りつめた。この時点で人類の個体数を調整するのは、お互いの殺戮か、食糧の枯渇による餓死しかなくなったのである。こうした事態に、生態系では微生物に大きな進化がおこっていた。この生物は次第に人類への毒性を高めて、人類の個体数を調整する役目を担うようになったのである。つまり、これが感染症である。

しかし人類が誕生しても暫くは、微生物は穏やかに人類の個体数を調整していた。この時点で大きく流行する感染症はなかったのである。それが一万年前になり、人類が定住するようになると状況は大きく変化する。定住生活による農耕や動物の家畜化により、人類は生態系そのものを変化させるようになったのである。ここで微生物は人類に牙をむく。爆発的な感染症の流行、すなわち疫病が誕生する。

その後も人間が大規模に環境を破壊したり、また移動が活発化するなど、生態系に大きな変化がおこるたびに、微生物は疫病という形で人間社会に警告を与えてきた。それは、微生物が生態系の定常状態を保つ調節機能を担っているかのようである。生態系が地球上に誕生した時点で、微生物にはそうした機能が付与されていたのかもしれない。

人間が地球上で進化していくためには、必然的に生態系でのさまざまなアンバランスが生じる。それを調整していくために、生態系は疫病という現象で人間にメッセージを伝えているのではないだろうか。幸いにも現在まで、人間はこのメッセージに適切に反応し、進化の道を歩んできた。しかし、もしこのメッセージに応ずることができなければ、それは生態系からの抹殺を意味するのである。

この点について、小説『復活の日』の中で小松左京氏は次のような言葉を残している。

「さもなくば、そこには種の滅亡という地球の長い歴史にとっては、ごくありふれたささやかなドラマがひかえている」

疫病はミクロ的には、個人の人生や時々の社会を変え、さまざまなドラマや伝説を生んできた。マクロ的に見れば歴史の流れのなかで人間社会を変革し、さらに地球的な時の流れのなかでは生態系の定常化を計ってきた。ＳＡＲＳの流行にあっても、我々はこうした観点から、その流行の意味と対応を考えていくべきなのである。

あとがき

幼い頃、腸チフスの疑いで、都内の伝染病院を受診したことがある。

おぼろげな記憶しか残っていないが、その病院の待合室には普通の病院にはない、異様な雰囲気が漂っていた。外来患者やその家族は、皆、伏し目がちに佇み、けっして目を合わせようとしない。待合い室も静まり返っていた。

「とんでもない病気にかかってしまった……」

そんな呟きが聞こえてくるような空気だった。

私はある診察室に案内された。

「ここは疑いのある患者さんの部屋ですから、ご心配なく。この扉の向こうが本当の診察室です」

担当の医師は、付き添ってきた母にそう告げながら、扉を指差した。

それがどういう意味なのか、私にはよく理解できなかったが、幼な心に思ったものだ。この扉の向こうには、得体の知れぬ魔物がひしめいているのではないか。いつか、そいつと戦ってみたいと。

私が感染症に興味を持ったのは、そうした経緯からだった。

それから私は医者になり、感染症の研究を志すことになる。それは一九八〇年代初頭のことだが、この当時、先進国では感染症との戦いが終わりを迎えていた。その少し前から抗菌剤が数多く開発され、感染症は過去の病となっていたのである。そんな状況に、私は、感染症が未だに猛威を奮っている熱帯地域での仕事を嘱望し、熱帯医学そして旅行医学という分野に進んでいった。だが、感染症は先進国でも過去の病ではなかったのである。

一九八四年、熱帯医学研修のためアメリカへ留学した私は、蔓延が始まったばかりのエイズの流行を目のあたりにする。配属された大学病院には続々と患者が運ばれ、テレビのニュースはその模様が刻々と伝えられる。新聞紙上には「現代の疫病が流行」との文字がおどり、人々の心は恐怖に凍てついた。留学生だった私は、その騒動を遠巻きに眺めるしかなかったが、幼い頃に抱いた魔物を初めて実感する体験だった。

そして二〇〇三年が訪れる。

この年の春から始まったSARSの流行は、まさに魔物の再来であった。アジアを中心に急増する患者。死と直面しながら治療にあたる医療従事者。原因不明の病原体を追う研究者。

感染を恐れマスクで顔を覆う市民。こうした事態に、私自身も職場にＳＡＲＳホットラインを開設し、海外在留邦人からの電話相談に応ずる日々を過ごす。間接的ではあるが、私が魔物に挑んだ最初の戦いだった。

ＳＡＲＳの流行を経験して、我々はこの病に通常の感染症と異なるものを感じている。この感染症は、人間社会に大きな恐怖を与え、社会を変革する魔力のあることを知ったのである。

すなわち、これこそが疫病だった。

それでは、今までの何千年にもわたる人間社会も、こうした疫病により変革されてきたのだろうか。私は、ＳＡＲＳ流行の直前に稿了した前著『旅と病の三千年史』（文春新書）の執筆途上より、その点に興味を持っていた。もし、疫病に人間社会への普遍的な影響力があるとすれば、我々はそれを今回のＳＡＲＳの流行にあたっての教訓にすべきではないか。そんな目的から、私は本書の執筆に入ったのである。

疫病と人間社会の歴史を扱った書物はいくつかある。マクニールの『疫病と世界史』、シゲリストの『文明と病気』はその代表的な作品と言えるだろう。こうした書物はマクロ的な視点から歴史を眺め、その流れのなかで疫病が人間社会に及ぼす影響を検証している。

そこで本書では、別の角度からの検討を試みた。すなわち、十二の疫病を主人公にし、その病にまつわる歴史上のエピソードを検証しながら、マクロ的な歴史への影響を解明する方法である。我々が日頃から耳にする歴史エピソードの中には、その背景に疫病が大きく影を落としているものが多い。そして、そのエピソードが成立した時代の人間社会にも、疫病は多大な影響を及ぼしていたのである。

さらに本書では、人間の歴史の上層にある地球の歴史という観点から、疫病の意味について検討を加えてみた。この過程には、リチャード・プレストン著の『ホット・ゾーン』（飛鳥新社・一九九四年）が大変参考になった。この不朽のノンフィクション作品の中で、著者は、近年流行した感染症を「地球の自己浄化プロセス」と看破している。この考え方は、現代だけでなく過去の疫病にもあてはまるものであり、そこに疫病からのメッセージが込められていると、私は考えるのである。

日頃、私は医師としての仕事を本務にしている。それは海外渡航者の医療という分野であり、感染症だけでなく生活習慣病やメンタル的な病気も対象になる。そんな私が、疫病を主人公にしているとはいえ、歴史や文化を論ずることに違和感を持たれるかもしれない。だが私は、人間の病を診る医師たるもの、人間が辿った歴史、築き上げた文化に造詣（ぞうけい）を深めることが肝要と考えている。さらに、医師の仕事の一つに、過去の歴史や文化から学んだ教訓を、現代そして未来の医療に還元する役割があると確信する。

私は、そのような観点で本書が読まれることを期待している。さらに、私自身にとって本書は、幼い頃に抱いた疫病という魔物への、新たな挑戦と考えている。疫病はこれから先も、幾千年の時のなかで人間社会を脅かし続けるはずだから。

本書の内容の一部は、財団法人・海外邦人医療基金発行の『JOMF News Letter』に掲載されたものである。最後に、本書の出版にあたり多くのご助言をいただいた洋泉社の小川哲生氏に、心からお礼を申し上げたい。また、膨大な資料の収集にあたってくれた和田美佳子さん、西田洋子さん、さらに、執筆にご協力いただいた多くの方々に感謝したい。

二〇〇四年六月

濱田篤郎

参考文献

総合

『ペストからエイズまで――人間史における疫病』ジャック・リュフィエ、ジャン＝シャルル・スールニア著、仲澤紀雄訳、国文社　一九九六年
『疫病の時代』酒井シヅ編、大修館書店　一九九九年
『病気の社会史――文明に探る病因』立川昭二著、NHKブックス　一九七一年
『歴史を変えた病』フレデリック・F・カートライト著、倉俣トーマス旭、小林武夫訳、法政大学出版局（りぶらりあ選書）一九九六年
『文明と病気』H・E・シゲリスト著、松藤元訳、岩波新書　一九七三年
『疫病と世界史』W・H・マクニール著、佐々木昭夫訳、新潮社　一九八五年
『世界病気博物誌』リチャード・ゴードン著、倉俣トーマス旭、小林武夫訳、時空出版　一九九一年
『ウイルスで読み解く人類史』根路銘国昭著、徳間書店　一九九五年
『世界の歴史2　ギリシャとローマ』村川堅太郎編、中公文庫　一九七四年
『世界の歴史7　近代への序曲』松田智雄編、中公文庫　一九七五年
『世界の歴史8　絶対君主と人民』大野真弓編、中公文庫　一九七五年
『世界の歴史9　最後の東洋的社会』田村実造編、中公文庫　一九七五年
『世界の歴史12　ブルジョワの世紀』井上幸治編、中公文庫　一九七五年
『世界の歴史14　第一次大戦後の世界』江口朴郎編、中公文庫　一九七五年
『世界の歴史15　ファシズムと第二次大戦』村瀬興雄編、中公文庫　一九七五年

『世界薬用植物百科事典』アンドリュー・シュヴァリエ著、難波恒雄監訳、誠文堂新光社　二〇〇〇年
『聖書の植物』H・A・モルデンケ著、奥本裕昭編訳、八坂書房　一九九一年
『アーユルヴェーダのハーブ医学・東西融合の薬草治療薬』デイビッド・フローリー、ヴァサント・ラッド著、上馬場和夫訳、出帆新社　二〇〇〇年
『NARDケモタイプ精油事典』ドミニック・ボドゥー、三上杏平著、ナード・ジャパン　二〇〇一年

第二章　ペスト

『ヨーロッパの黒死病』クラウス・ベルクドルト著、宮原啓子、渡辺芳子訳、国文社　一九九七年
『ペスト大流行』村上陽一郎著、岩波新書　一九八三年
『ペストは今も生きている』C・T・グレッグ著、和気朗訳、講談社　一九八〇年
『ペストの文化誌』蔵持不三也著、朝日選書　一九九五年
『ハーメルンの笛吹き男——伝説とその世界』阿部謹也著、ちくま文庫　一九八八年

第一章　ハンセン病

『ハンセン病とキリスト教』荒井英子著、岩波書店　一九九六年
『ハンセン病』沖浦和光、徳永進編、岩波書店　二〇〇一年
『十字軍騎士団』橋口倫介著、講談社学術文庫　一九九四年
『聖騎士団——その光と影』テレンス・ワイズ著、稲場義明訳、新紀元社　二〇〇一年
『教養としてのキリスト教』村松剛著、講談社現代新書　一九六五年
『イエス・キリストの謎と正体』斎藤忠著、日本文芸社　一九九五年
『イエスの生涯』D・F・シュトラウス著　岩波哲男訳、教文館　一九九六年
『聖書・新改訳』新改訳聖書刊行会訳、日本聖書刊行会　一九七〇年

『ネズミ——恐るべき害と生態』宇田川竜男著、中公新書　一九六五年
『ノストラダムスの生涯』竹下節子著、朝日新聞社　一九九八年
『カミュ著作集』第2巻　アルベルト・カミュ著、宮崎嶺雄訳、新潮社　一九五八年
『デカメロン』ボッカチヨ著、柏熊達生訳、ちくま文庫　一九八七年

第三章　梅毒

『王様も文豪もみな苦しんだ性病の世界史』ビルギット・アダム著、瀬野文教訳、草思社　二〇〇三年
『死の風景・ヨーロッパ歴史紀行』立川昭二著、講談社学術文庫　一九九五年
『梅毒の歴史』クロード・ケテル著、寺田光徳訳、藤原書店　一九九六年
『コロンブスの野心と挫折』前田正裕著、世界の動き社　一九九二年
『フッガー家の遺産』諸田實著、有斐閣　一九八九年
『パラケルススの世界』種村季弘著、青土社　一九九六年
『世界の民間薬』刈米竜夫著、広川書店　一九七三年

第四章　天然痘

『病の克服——日本痘瘡史』川村純一著、思文閣出版　一九九九年
『天然痘が消えた』北村敬著、中公新書　一九八二年
『地球上から天然痘が消えた日』蟻田功著、あすなろ書房　一九九一年
『コロンブスが来てから』トーマス・R・バージャー著、藤永茂訳、朝日新聞社　一九九二年
『アステカとインカ——黄金帝国の滅亡』増田義郎著、小学館　二〇〇二年
『ルイ一五世　ブルボン王朝の衰亡』G・P・グーチ著、林健太郎訳、中央公論社　一九九四年
『リンカーン』ゴア・ヴィダル著、中村紘一訳、本の友社　一九九八年
『ベルサイユのバラ』池田理代子著、集英社文庫

一九九四年

第五章　マラリア

『世界史の中のマラリア』橋本雅一著、藤原書店　一九九一年
『マラリアvs人間』ロバート・S・デソウィッツ著、栗原豪彦訳、晶文社、一九九六年
『資源と人間』中村浩著、現代教養文庫　一九七二年
『プラントハンター』白旗洋三郎著、講談社選書メチエ　一九九四年
『医療人類学』アン・マッケロイ、パトリシア・タウンゼント著、　丸井英二監訳、大修館書店　一九九五年
『開放国家オランダ』井上隆一郎著、筑摩書房　一九八六年
『海流のなかの島々』ヘミングウェイ著、沼澤洽治訳、新潮文庫　一九七七年

第六章　コレラ

『コレラの世界史』見市雅俊著、晶文社　一九九四年
『パリの聖月曜日』喜安朗著、平凡社　一九八二年
『青い恐怖　白い街』見市雅俊、高木勇夫、柿本昭人、南直人、川越修著、平凡社　一九九〇年
『パリ歴史の風景』饗庭孝男編、山川出版社　一九九七年
『イギリス』今井宏著、山川出版社　一九九三年
『レ・ミゼラブル』ビクトル・ユーゴ著、豊島与志雄訳、岩波文庫　一九八七年
『チャイコフスキー伝』イ・クーニン著、川岸貞一郎訳、新読書社　一九六〇年

第七章　結核

『結核の歴史』青木正和著、講談社　二〇〇三年
『白い疫病』ルネ・デュボス、ジーン・デュボス著、北錬平訳、結核予防会　一九八二年
『結核という文化』福田眞人著、中公新書　二〇〇一年
『結核の文化史』福田眞人著、名古屋大学出版会　一九九五年
『ローベルト・コッホ』トーマス・D・ブロック

著、長木大三、添川正夫訳、シュプリンガー・フェアラーク東京　一九九一年
『シャーロック・ホウムズ・最後の事件』コナン・ドイル著、林克巳訳、岩波少年文庫　一九七六年
『シャーロック・ホームズの生まれた家』ロナルド・ピアソール著、小林司、島弘之訳、新潮選書　一九八三年
『シャーロック・ホームズの私生活』ヴィンセント・スタリット著、小林司、東山あかね訳、文藝春秋　一九八七年
『エドガー・A・ポー』佐渡谷重信著、清水書院　一九九〇年
『ジェイン・エアと嵐が丘――ブロンテ姉妹の世界』河野多恵子著、河出書房新社　一九九六年

第八章　黄熱

『黄熱の歴史』フランソワ・ドラポルト著、池田和彦訳、みすず書房　一九九三年
『コロンブスが持ち帰った病気』ロバート・S・デソウィッツ著、古草秀子訳、翔泳社　一九九九年
『蚊はなぜ人の血が好きなのか』アンドリュー・スピールマン、マイケル・ド・アントニオ著、奥田祐士訳、ソニー・マガジンズ　二〇〇二年
『野口英世――その生涯と業績』丹実著、講談社　一九七七年
『野口英世』中山茂著、朝日選書　一九八九年
『遠き落日』渡辺淳一著、角川書店　一九七九年

第九章　インフルエンザ

『インフルエンザウイルスを追う』ジーナ・コラータ著、渕脇耕一訳、ニュートンプレス　二〇〇〇年
『インフルエンザ』W・I・B・ビヴァリッジ著、林雄次郎訳、岩波新書　一九七八年
『インフルエンザ大流行の謎』根路銘国昭著、NHKブックス　二〇〇一年
『インフルエンザ』中島捷久、中島節子、澤井仁著、PHP新書　一九九八年
『四千万人を殺したインフルエンザ』ピート・デイヴィス著、高橋健次訳、文藝春秋　一九九九年

『感染症とたたかう』岡田晴恵、田代眞人著、岩波新書　二〇〇三年
『ドイツ参謀本部興亡史』ヴァルター・ゲルリッツ著、守屋純訳、学習研究社　一九九八年
『ドイツ軍敗れたり』ピエール・ルヌーヴァン著、西海太郎訳、白水社　一九八七年
『第一次世界大戦』A・J・P・テイラー著、倉田稔訳、新評論　一九八〇年
『ウィルソン』（人と歴史シリーズ）志邨晃佑著、清水書院　一九七四年

第一〇章　発疹チフス

『ねずみ・しらみ・文明』H・ジンサー著、橋本雅一訳、みすず書房　一九六六年
『アンネの日記』アンネ・フランク著、皆藤幸蔵訳、文藝春秋　一九七四年
『アンネ・フランク最後の七ヶ月』ウィリー・リントヴェル著、酒井府、酒井明子訳、徳間書店　一九九一年
『ナチ強制絶滅収容所』マルセル・リュビー著、菅野賢治訳、筑摩書房　一九九八年
『アウシュビッツの医師たち――ナチズムと医学』F・K・カウル著、日野秀逸訳、三省堂　一九九三年
『チェーホフ全集』第二巻　チェーホフ著、松下裕訳、筑摩書房　一九八七年

第一一章　エイズ

『エイズの歴史』ミルコ・D・グルメク著、中島ひかる、中山健夫訳、藤原書店　一九九三年
『エイズ・デイズ』宮田一雄著、平凡社新書　二〇〇〇年
『エイズウイルスと人間の未来』リュック・モンタニエ著、小野克彦訳、紀伊國屋書店　一九九八年
『そしてエイズは蔓延した』ランディ・シルツ著、曽田能宗訳、草思社　一九九一年
『人類にとってエイズとは何か』広瀬弘忠著、NHKブックス　一九九四年
『エイズの生命科学』生田哲著、講談社現代新書　一九九六年
『エイズ・ミステリー』アラン・キャントウェル

JR 著、結城山和夫訳、リブロポート 一九九三年
『エイズ・ディザースター』チャールズ・ペロー著、浜谷喜美子訳、三一書房 一九九四年
『エイズ研究の歴史』ベルナール・セイトル著、塚田隆訳、白水社 一九九八年
『ロック・ハドソン わが生涯を語る』ロック・ハドソン、サラ・デビッドソン著、高橋伯夫訳、日本放送出版協会 一九八六年
『映像文学にみるアメリカ』日本マラマッド協会編、紀伊國屋書店 一九九八年
『ハーフ・パーソン』加藤祐二著、主婦の友社 一九八八年

第一二章 SARS

『SARS最前線』リオン・ピンチョン、オーイ・エンロン著、小山景子、古野正穂、山辺容子訳、扶桑社 二〇〇三年
『新型ウイルスの正体とわが身の守り方』中原英臣、佐川峻著、中経出版 二〇〇三年
『世界を急襲する中国発SARSの恐怖』黄文雄著、光文社 二〇〇三年
『三八℃』麻生幾著、新潮社 二〇〇四年
『SARSは何を警告しているのか』竹田美文、岡部信彦著、岩波ブックレット 二〇〇三年
『SARSの衝撃』勧堂流著、実業之日本社 二〇〇三年
『復活の日』小松左京著、早川書房 一九六四年
SARS and Carlo Urbani Brigg Reilley, Michel Van Herp, Nicpletea Dentico, New England Jounal of Medicine 348:20 p1951-1952 2003
Outbreak of Severe Acute Respiratory Syndrome-Worldwide, 2003 Centers for Disease Control and Prevention, Morbidity and Mortality Weekly Report 52:12 p241-246 2003
『重症急性呼吸器症候群・集団発生の状況と近い将来に対する教訓』WORLD HEALTH ORGANIZATION著、厚生労働省健康局結核感染症課訳、WHO 二〇〇三年

濱田篤郎（はまだ・あつお）
1955年東京に生まれる。東京慈恵会医科大学卒業後、1984年に米国留学し熱帯医学、旅行医学を修得する。帰国後に同大学の熱帯医学教室講師を経て、現在、労働者健康福祉機構・海外勤務健康管理センター研修交流部長。海外渡航者の診療にあたるとともに、ＳＡＲＳなど海外の感染症対策事業を運営している。非常勤講師として東京慈恵会医科大学、慶應義塾大学医学部などで寄生虫学や旅行医学の講座も担当。著書に『海外旅行健康必携（予防接種の項担当）』（協和企画）、『職場の感染症を防ぐ（海外赴任者の感染症対策の項担当）』（中災防）、『旅と病の三千年史』（文春新書）などがある。

新書y 116

疫病は警告する 人間の歴史を動かす感染症の魔力

発行日　2004年８月21日　初版発行

著者　濱田篤郎©2004

発行者　石井慎二

発行所　株式会社 洋泉社
東京都千代田区神田小川町3-8 〒101-0052
電話 03(5259)0251
振替 00190-2-142410㈱洋泉社

印刷・製本　図書印刷株式会社

装幀　菊地信義

落丁・乱丁のお取り替えは小社営業部宛
ご送付ください。送料は小社で負担します。
ISBN4-89691-841-X
Printed in Japan
洋泉社ホームページhttp://www.yosensha.co.jp